Silke Seiffert

Geschwister chronisch kranker Kinder stärken

Das Programm "Stark und Fit mit Piet"

Silke Seiffert

GESCHWISTER CHRONISCH KRANKER KINDER STÄRKEN

Das Programm "Stark und Fit mit Piet"

ibidem-Verlag
Stuttgart

Bibliografische Information der Deutschen Nationalbibliothek
Die Deutsche Nationalbibliothek verzeichnet diese Publikation in der Deutschen Nationalbibliografie; detaillierte bibliografische Daten sind im Internet über http://dnb.d-nb.de abrufbar.

Bibliographic information published by the Deutsche Nationalbibliothek
Die Deutsche Nationalbibliothek lists this publication in the Deutsche Nationalbibliografie; detailed bibliographic data are available in the Internet at http://dnb.d-nb.de.

∞

Gedruckt auf alterungsbeständigem, säurefreien Papier
Printed on acid-free paper

ISBN-13: 978-3-8382-1058-2

Printed in the EU

Inhaltsverzeichnis

Abkürzungsverzeichnis 7

1 Einleitung 9

2 Forschungsdesign 13

3 Begriffsklärungen 15

3.1 Chronische Erkrankung im Kindesalter 15

3.2 Schulung 16

3.3 Geschwister 17

4 Geschwister chronisch kranker Kinder 19

4.1 Situation der gesunden Geschwister 19

4.2 Schulungsprogramme für gesunde Geschwister 22

4.2.1 Nationale Programme 22

4.2.2 Internationale Programme 24

4.2.3 Forschungsprojekt KomPaS 25

5 Gesundheitsförderung im Kindes- und Jugendalter 29

5.1 Entwicklungsaufgaben von Kindern im Grundschulalter 31

5.2 Salutogenese 34

5.3 Das Konzept der Lebenskompetenzen 39

5.4 Health Literacy – Gesundheitskompetenz 41

5.5 Implikation der Konzepte für die Geschwisterschulung 43

6 Rahmenbedingungen der Geschwisterschulung 47

6.1 Übergeordnete Ziele 47

6.2 Strukturelle Rahmenbedingungen 48

6.3 Inhalte 49
6.3.1 Gefühle 50
6.3.2 Bewältigungsstrategien – Ressourcen 50
6.3.3 Energie tanken – eigene Stärken wahrnehmen 52
6.3.4 Erholungsaktivitäten und Entspannung 54
6.4 Methodik und Didaktik 56
6.4.1 Lernen 56
6.4.2 Rahmengeschichte und Leitfigur 58
7 Inselwelt - Lerneinheit „Und ich?“ 63
Tabelle 1: Übersicht Inselwelt (eigener Entwurf) 64
7.1 Sonnen-Insel 65
7.2 Wolkeninsel 65
7.3 Asthma-Insel 66
7.4 Regenbogen-Insel 67
7.5 Sonnen-Insel 67
8 Diskussion 69
8.1 Auswahl der theoretischen Konzepte 69
8.2 Auswahl der Inhalte 71
8.3 Auswahl der Methodik und Didaktik 76
8.4 Auswahl des Forschungsdesigns 78
9 Schlussfolgerungen und Ausblick 81
10 Literatur 83

Abkürzungsverzeichnis

BZgA	Bundeszentrale für gesundheitliche Aufklärung
HLCA	Deutscher Forschungsverbund Health Literacy im Kindes- und Jugendalter.
ISPA	Institut für Sozialmedizin in der Pädiatrie Augsburg
KiGGS	Kinder- und Jugendsurvey. Studie zur Gesundheit von Kindern und Jugendlichen in Deutschland des Robert Koch Institutes.
KomPaS	Kompetenznetzwerk Patientenschulung im Kindes- und Jugendalter e.V.
ModuS	modulares Schulungsprogramm für chronisch kranke Kinder, Jugendliche und deren Familien
PMR	Progressive Muskelrelaxation
SOC	sence of coherence, Kohärenzgefühl
SuSi	Supporting Siblings. Präventionskurs für Geschwister chronisch kranker, schwerkranker und/oder behinderter Kinder.
WHO	Weltgesundheitsorganisation

1 Einleitung

Familien mit einem chronisch kranken Kind haben bedingt durch den zumeist erhöhten Pflege- und Versorgungsaufwand hohe Anforderungen zu bewältigen, die nicht ohne Auswirkungen auf das gesamte Familiensystem bleiben (Büker, 2008, S. 81; Warschburger, 2009, S. 36f.). Das kann auch die gesunden Geschwister betreffen. Wenn Sie die Belastungen der Eltern spüren, ziehen sie sich unter Umständen mit ihren eigenen Bedürfnissen zurück und verhalten sich eher angepasst (Morgenstern et al., 2015, S. 90). Sie erhalten geringere Zuwendung durch die Eltern, da deren Aufmerksamkeit in erster Linie dem chronisch kranken Kind gilt (Tröster, 2013, S. 103; Knecht et al., 2015, S. 326). Eltern von chronisch kranken Kindern sorgen sich daher, dass sich diese besondere Familiensituation nachteilig auf die Entwicklung der gesunden Kinder auswirken könnte (Tröster, 2013, S. 103).

Der Forschungsstand benennt ein erhöhtes Risiko für Geschwister von chronisch kranken Kindern und Jugendlichen für psychische Beeinträchtigungen (Sharpe, Rossiter, 2002, S. 707; Vermaes et al., 2012, S. 173). Daraus ergibt sich, dass die psychosoziale Unterstützung allen Familienmitgliedern einschließlich der gesunden Geschwister zu Gute kommen sollte und begründet ein Schulungsangebot zur Stärkung von Geschwistern chronisch kranker Kinder (Tröster, 2013, S. 113; Warschburger, 2013, S. 170). Gemäß den Daten der KiGGS-Studie nimmt die Zahl der chronischen Erkrankungen im Kindesalter zu, wodurch in Zukunft auch immer mehr gesunde Geschwisterkinder betroffen sein werden (Neuhauser et al., 2014, S. 779; Schmitz, 2014, S. 777).

Das Kompetenznetz Patientenschulung im Kindes- und Jugendalter e.V. KomPaS hat sich dem angenommen und entwickelt und erprobt im Rahmen eines Forschungsprojektes vom 01.10.2015 bis 31.03.2018 eine kurz strukturierte Geschwisterschulung im modularen Schulungsprogramm ModuS, speziell für 6-12jährige gesunde Geschwister von chronisch somatisch kranken Kindern sowie deren Eltern (Ernst, 2016, S. 3). Ziele des Projektes sind:

- Verbesserung der Lebensqualität der Geschwisterkinder,
- der Ausbau aktiver Bewältigungsstrategien und des Kompetenzerlebens von Eltern und Kindern
- Stärkung der gesamten Familie und Verbesserung des Familienklimas (Ernst, 2016, S. 4).

Die Geschwisterschulung besteht aus verschiedenen Lerneinheiten. Die krankheitsspezifische Lerneinheit beschäftigt sich mit dem Krankheitsbild der kranken Geschwister und trägt zur altersgerechten Krankheitsaufklärung bei. Die krankheitsunspezifische Lerneinheit „Und ich“? thematisiert spezifische Aspekte der gesunden Geschwister (Ernst, 2016, S. 4).

Gegenstand der vorliegenden Arbeit, innerhalb des Forschungsprojektes von KomPaS, ist die inhaltliche und methodisch-didaktische Entwicklung der krankheitsunspezifischen

Lerneinheit „Und ich?“ für die Altersgruppe der Grundschulkinder. Aus den beschriebenen Risiken und Zielen ergeben sich folgende Fragestellungen:

- Welche Inhalte sind für die Lerneinheit „Und ich?“ erforderlich?
- Wie sollte die Lerneinheit methodisch-didaktisch konzipiert werden, um der Altersgruppe der Grundschulkinder gerecht zu werden und dem Anspruch eines niederschwelligen zeitlichen Umfangs von acht Unterrichtseinheiten zu entsprechen?

Nach der Darstellung des Forschungsdesigns wird durch die Nennung relevanter Begrifflichkeiten und wesentlicher Aspekte zu Geschwistern chronisch kranker Kinder der theoretische Hintergrund beleuchtet. Dazu wird auf die Situation der gesunden Geschwisterkinder und auf bereits existierende Schulungsprogramme näher eingegangen. Anschließend werden relevante Entwicklungsaufgaben für Kinder im Grundschulalter und ausgewählte Konzepte der Gesundheitsförderung beschrieben, die bei der Entwicklung der Lerneinheit Berücksichtigung finden und den theoretischen Hintergrund abschließen. Die Kapitel 6 und 7 bilden die inhaltliche und methodisch-didaktische Konzeption der Lerneinheit „Und ich?“ ab. Die Diskussion mit anschließenden Schlussfolgerungen und einem Ausblick runden die Arbeit ab.

2 Forschungsdesign

Für die vorliegende praxisorientierte Arbeit erfolgte eine eingehende Literaturrecherche zur Situation der Geschwister chronisch kranker Kinder und zu bereits existierenden Schulungsprogrammen für gesunde Geschwisterkinder. Daraus wurden potentielle Auswirkungen für die Geschwisterkinder ermittelt und mögliche Inhalte und methodisch-didaktische Überlegungen für die Lerneinheit „Und ich?“ abgeleitet. Insgesamt lag der Fokus der Recherche auf der Zielgruppe der Geschwister chronisch-somatisch kranker Kinder im Grundschulalter. Es wurde u.a. mit Hilfe der Datenbanken

CINAHL, Pubmed, PubPsych und den Suchmaschinen Google Scholar und Livivo recherchiert. Ebenso wurde in den Katalogen der Universitätsbibliothek der Universität Duisburg-Essen und der Hochschule für angewandte Wissenschaft und Kunst HAWK in Hildesheim gesucht.

Weitere Erkenntnisse wurden durch die Analyse von ausgewählten Konzepten der Gesundheitsförderung für Kinder und deren Entwicklungsaufgaben gewonnen und aus evaluierten Trainingsprogrammen für Grundschulkinder. Zu nennen wären hier das *Anti-Stress-Training für Kinder* von Hampel und Petermann (2003), *Stresspräventionstraining für Kinder im Grundschulalter* von Klein-Heßling und Lohaus (2012), *Mutig werden mit Til Tiger* von Ahrens-Eipper und Leplow (2004), *Supporting Siblings* von Kowalski et al. (2014), der *GeschwisterTREFF, Jetzt bin ich mal dran* von Spilger et al. (2015) und das Gesundheitsförderprogramm in der Grundschule *Klasse*

2000 (Verein Programm Klasse 2000 e.V., 2013). Das unveröffentlichte Grobkonzept des ISPA und des Bundesverbandes Bunter Kreis e.V. zur Geschwisterschulung chronisch kranker Kinder für 6-12jährige Kinder lag zur Nutzung vor.

Im Rahmen des Forschungsprojektes von KomPaS fanden zwei interdisziplinäre Expertenworkshops mit Teilnahme der Autorin statt, in denen die Ausarbeitungen hinsichtlich Inhalt, Methodik und Didaktik diskutiert und entstandene Ergebnisse eingearbeitet wurden. Gleiches gilt für die Ergebnisse durchgeführter Familieninterviews, die zu Beginn des Forschungsprojektes von KomPaS mit Hilfe eines teilstrukturierten Interviewleitfadens zu den Wünschen an eine Geschwisterschulung erfolgten.

Aus den gewonnenen Erkenntnissen wurden die Inhalte und methodisch-didaktischen Überlegungen für die Lerneinheit „Und ich?“ entwickelt. Die Erprobung und Evaluation der gesamten Geschwisterschulung ist nicht Gegenstand der vorliegenden Arbeit und wird im Rahmen des eingangs beschriebenen Forschungsprojektes von KomPaS durchgeführt.

3 Begriffsklärungen

Die Definitionen relevanter Begrifflichkeiten dieser Arbeit werden nachfolgend aufgeführt.

3.1 Chronische Erkrankung im Kindesalter

Aufgrund der Vielfältigkeit der pädiatrischen Krankheitsbilder und deren Verläufe ist der Begriff *chronische Erkrankung* bezogen auf das Kindesalter schwer definierbar (Schmidt, Thyen, 2008, S. 585). Nach Stein et al. (1993, zit. n. Warschburger, Wiedebusch, 2009, S. 241) spricht man von einer chronisch-somatischen Erkrankung, wenn sie mindestens seit einem Jahr besteht, schwer oder gar nicht heilbar ist und eines der genannten Folgen aufweist.

- Funktionelle Beeinträchtigung in den Alltagsaktivitäten und der individuellen Entwicklung im Vergleich zu gesunden Gleichaltrigen
- Abhängigkeit von Medikamenten und/oder Hilfsmitteln
- Erhöhter Bedarf an medizinischer und psychosozialer Versorgung.

So vielfältig die Krankheitsbilder und Verläufe auch sind, ähneln sich die Belastungen und Anforderungen in den Familien doch sehr, unabhängig von der tatsächlichen Erkrankung. So sollte nicht nur die pathologische Veränderung durch die Erkrankung ausschlaggebend sein, sondern eine biopsychosoziale Perspektive eingenommen werden (Thyen, 2009, S. 191; Warschburger, 2009, S. 28).

In dieser Arbeit bezieht sich der Begriff *chronische Erkrankung* auf chronisch-somatische Erkrankungen und schließt psychische Erkrankungen und Behinderungen weitgehend aus.

3.2 Schulung

In Abgrenzung zu den Begriffen Information, Anleitung und Beratung definiert Kullick (2012, S. 155) *Schulung* als

> ein zielgerichtetes, geplantes und strukturiertes Vorgehen zur Vermittlung von Wissen, Fähigkeiten und Fertigkeiten. Die Ergebnissicherung ist ein wesentlicher Aspekt.

Unterschieden werden Einzel- und Gruppenschulungen. Sie enthalten Elemente von Information, Anleitung und mitunter auch von Beratung (ebd.)

Die von KompaS bereits durchgeführten indikationsspezifischen Patientenschulungen für chronisch kranke Kinder und Jugendliche und deren Eltern sind als integraler Bestandteil der Therapie chronischer Erkrankungen zu sehen (Gebert, Wagner, 2015, S. 6). Dabei handelt es sich um eine pädagogisch-psychologische Intervention, in der krankheitsspezifische und krankheitsunspezifische Inhalte vermittelt werden. Neben der Aufklärung zur jeweiligen Krankheit, Behandlung und Prognose, geht es um den Erwerb von Fähigkeiten und Fertigkeiten für die Regulation und Vermeidung akuter Krisen, der Motivation im symptomarmen Intervall und den psychosozialen Aspekten der Krankheitsbewältigung für das gesamte Familiensystem (Ernst, Szczepanski, 2015, S. 22ff.). Diese Aspekte gelten auch für die geplante Geschwisterschulung.

3.3 Geschwister

In dieser Arbeit werden unter dem Begriff *Geschwister* alle in einer Familie lebenden minderjährigen Kinder verstanden, unabhängig von deren Verwandtschaftsgrad. Der Begriff Geschwister beinhaltet als Besonderheit generell deren Beziehung zueinander, die als einzigartig und als die am längsten andauernde zwischenmenschliche Beziehung im Leben beschrieben wird (Hackenberg, 2008, S. 13; Seiffge-Krenke, 2009, S. 224).

4 Geschwister chronisch kranker Kinder

In Deutschland leben schätzungsweise zwei Millionen gesunde Geschwisterkinder, die mit der Erkrankung ihres kranken Geschwisters aufwachsen (Spilger, Möller, 2013, S. 1). Ihre Situation und deren Auswirkungen werden im Folgenden erläutert. Die Darstellung einer Auswahl bereits existierender nationaler und internationaler Schulungsangebote für diese Zielgruppe schließt sich an.

4.1 Situation der gesunden Geschwister

Für das gesunde Geschwisterkind kann die chronische Erkrankung des Geschwisters ein potentieller Belastungsfaktor sein (Papastefanou, 2009, S. 39). Die Eltern sind weniger verfügbar, weshalb eigene Bedürfnisse und Gefühle aus Rücksichtnahme unterdrückt werden (Tröster, 2013, S. 103ff.). Die gesunden Geschwister sind mit ihren Gefühlen häufig auf sich allein gestellt. Sie sorgen sich um den Gesundheitszustand ihrer kranken Geschwister und empfinden Angst, die durch mangelnde Informationen über die Erkrankung und erforderliche therapeutische Maßnahmen noch verstärkt wird (Staub, Flury, 2014, S. 67). Schuldgefühle entstehen einerseits durch Wut und Eifersucht, da sie ihre kranken Geschwister für die fehlende Verfügbarkeit der Eltern verantwortlich machen und sich andererseits für diese negativen Gedanken schämen (Lohaus et al., 2007, S. 19). Je nach Alter haben sie irrationale Vorstellungen über die Entstehung der Erkrankung und fühlen sich mitschuldig (Staub, Flury,

2014, S. 67). Ambivalente Gefühle kennzeichnen das Dilemma, sich entscheiden zu müssen zwischen eigenen Bedürfnissen und denen des kranken Geschwisterkindes (Knecht et al., 2015, S. 330). Hinzu kommen Erfahrungen von Stigmatisierung und Diskriminierung bei nach außen sichtbaren Krankheitsbildern, die die soziale Integration gefährden können (Tröster, 2013, S. 103). In Abhängigkeit vom Alter sind sie in die Versorgung des kranken Geschwisterkindes mit einbezogen und übernehmen häufiger Hausarbeiten als Kinder von gesunden Geschwistern, wodurch sie sich in ihrem Freiraum eingeengt fühlen können (ebd.).

Welche Auswirkungen diese Situation nun auf die Entwicklung der gesunden Geschwister haben kann, zeigen die Ergebnisse der Risikoforschung aus zwei Metaanalysen zur Gefährdung von Geschwistern chronisch kranker und behinderter Kinder und Jugendliche. Danach weisen gesunde Geschwisterkinder eine erhöhte Anfälligkeit für Verhaltensauffälligkeiten auf mit einer Häufung von internalisierenden Verhaltensproblemen wie depressive Symptome und soziale Ängstlichkeit (Vermaes et al., 2012, S. 173; Tröster, 2013, S. 106ff.). Geringere Aktivitäten mit Gleichaltrigen und Einschränkungen in der kognitiven Entwicklung wurden ebenfalls beobachtet (Sharpe, Rossiter, 2002, S.699). Nach Tröster (2013, S. 107) zeigen jedoch nur wenige Geschwister bedeutsame Verhaltensprobleme. Dabei scheint das Risiko, verhaltensauffällig zu werden, insgesamt höher zu liegen, wenn die chronische Erkrankung täglich hohe Anforderungen an die Familie stellt (Sharpe, Rossiter, 2012, S. 699; Vermaes et al., 2012, S. 166, Tröster, 2013, S. 108).

Die Geschwisterbeziehung wird durch eine chronische Krankheit oder Behinderung nicht generell beeinträchtigt. In Abhängigkeit der Geburtenfolge kann es zu einer Rollenasymmetrie oder Rollenumkehr kommen (Tröster, 2013, S. 113). Dennoch verhalten sich die gesunden Kinder eher prosozial und rücksichtsvoll und weniger aggressiv (ebd.).

Die gesunden Geschwister profitieren auch von der familiären Situation und zeigen ein hohes Maß an Reife, Toleranz, Sensibilität, Empathie, Belastbarkeit und sozialem Engagement (Achilles, 2013, S. 33; Hackenberg, 2008, S. 91). Insgesamt hängt das Risiko, in ihrer Entwicklung beeinträchtigt zu sein, von der gesamten Familiensituation ab. Die Anforderungen, die sich aus der Erkrankung des Kindes ergeben, werden als Plus-Faktor beschrieben und betreffen das gesamte Familiensystem (Warschburger, 2009, S. 30). Ob diese Anforderungen nun als bedrohliche Stressoren oder als bewältigbare Herausforderung eingestuft werden, hängt entscheidend davon ab, wie mit den krankheitsbedingten Anforderungen innerhalb des Familiensystems umgegangen wird und welche Ressourcen von Seiten des Geschwisterkindes und der Eltern zur Verfügung stehen (Warschburger, 2009, S. 31ff). Erreichen die Anforderungen ein Maß, das nicht mehr zu bewältigen ist, kann es zu einem Stresserleben kommen, wodurch sich die Belastungssituation für das gesunde Geschwisterkind erhöht (Lohaus, 2009, S. 10). Das erklärt die Notwendigkeit der Hilfe und Unterstützung aller gesunden Geschwisterkinder zur Bewältigung ihrer besonderen Situation (Warschburger, 2009, S. 37; Tröster, 2013, S. 113).

4.2 Schulungsprogramme für gesunde Geschwister

In den letzten Jahren hat die Anzahl von Angeboten für gesunde Geschwister von chronisch kranken Kindern zugenommen, sie beziehen sich aber oftmals auf Geschwister von behinderten oder lebenslimitiert erkrankten Kindern und weniger auf chronisch-somatisch kranke Kinder, sind sehr heterogen, wenig theoriegeleitet und nur vereinzelt evaluiert (Spilger, Engelhardt et al., 2014, S. 6; Ernst, 2016, S. 3). Im Folgenden werden bedeutsame nationale und internationale Programme vorgestellt, die sich auch auf chronisch-somatisch kranke Kinder beziehen.

4.2.1 Nationale Programme

Das Institut für Sozialmedizin in der Pädiatrie ISPA hat gemeinsam mit dem Bundesverband Bunter Kreis e.V., der Stiftung Familienbande und der Universität Flensburg das Versorgungskonzept *GeschwisterCLUB* für Geschwisterkinder von chronisch kranken, schwer kranken und/oder behinderten Kindern entwickelt (Kowalewski et al., 2014, S. 7). Dieses Programm stellt ein übertragbares Versorgungskonzept für Geschwisterkinder dar, das aus verschiedenen bedarfsgerechten Angeboten besteht. Diese bestehen aus dem *GeschwisterTAG* für 6-14jährige Kinder, dem Präventionsangebot *SuSi* für Kinder von 8-12 Jahren und dem *GeschwisterTREFF* für 7-14jährige Kinder, die sich inhaltlich und vom zeitlichen Umfang her unterscheiden (Spilger, Engelhardt et al., 2015, s. 22). Ein weiteres Gruppenangebot stellt das *GeschwisterCAFÉ* dar. Zu dem Versorgungskonzept gehören auch Einzelangebote wie der *GeschwisterFOKUS* (Spilger et al., 2015, S. 21). Die Konzepte sind theoriegeleitet und nach dem aktuellen Stand der Forschung konzipiert, durchgeführt und evaluiert worden (Spilger, Engelhardt et al., 2014, S. 6). Nach Spilger et al. (2014, S. 6) wird je nach Ausmaß der Belastung des Geschwisters das entsprechende Angebote ausgewählt.

Ebenfalls werden auf der Homepage der Stiftung Familienbande, die eng mit dem ISPA zusammenarbeitet, in einer Datenbank aktuell 285 Geschwisterangebote bundesweit annonciert. Interessenten können darauf zurückgreifen und wohnortnah geeignete Angebote finden (Spilger et al., 2015, S. 20).

Das Geschwisterkinder-Netzwerk Niedersachsen, angesiedelt an der Medizinischen Hochschule Hannover, existiert seit 2011 und unterstützt Familien mit schwerkranken und/oder behinderten Kindern und Jugendlichen durch eine gezielte Förderung der gesunden Geschwisterkinder (Geschwisterkinder Netzwerk, o.J.). Das Netzwerk vermittelt gesunde Geschwister und deren Eltern an spezielle pädagogische Angebote und Beratungen, bewirbt und vernetzt Geschwisterangebote und unterstützt die professionellen und ehrenamtlichen Akteure beim Aufbau von Geschwisterangeboten (ebd.). Auf der Homepage des Geschwister-Netzwerkes sind Materialien für die Konzeption eines Geschwisterangebotes zum Download bereitgestellt. Sie orientieren sich an dem britischen Konzept *Sibs*, das überwiegend für Geschwister von behinderten Kindern und Jugendlichen ausgerichtet ist und im Kapitel 4.2.2 beschrieben wird.

4.2.2 Internationale Programme

Das britische Netzwerk *Sibs for brothers and sisters of disabled children and adults* bietet Informationen für Professionelle, Eltern und betroffene Geschwister (Sibs, 2016). Es bezieht sich auf 8-17jährige Geschwister behinderter und langfristig beeinträchtigter Kinder und wurde 2001 von Monica McCaffrey gegründet (ebd.). Sie ist die bisher einzige Wohltätigkeitsorganisation in Großbritannien, die sich um die Bedürfnisse von gesunden Geschwistern kranker Kinder kümmert. Das Netzwerk bietet die Möglichkeit des Austausches für junge Geschwisterkinder und erwachsene Betroffene. Das Ziel ist, das Leben der gesunden Geschwister durch Information und Unterstützungsangebote zu verbessern.

In den USA gibt es seit 1990 das *Sibling Support Project,* geleitet von Don Meyer (Sibling Support Project, o.J.). Angebote für betroffene Geschwister, sogenannte *sibshops* werden nach diesem Konzept in acht verschiedenen Ländern über 470 Mal angeboten (ebd.). Sie sind für die Altersgruppe der 8-13Jährigen konzipiert, beziehen sich auf Geschwister behinderter und chronisch kranker Kinder und dienen ebenfalls der Information und Unterstützung sowie dem Austausch (ebd.).

Siblings Australia ist eine nationale Organisation in Australien, die 1999 von Kate Strohm an der Abteilung für Psychologische Medizin der Kinderklinik in Adelaide gegründet wurde (Siblings Australia, o.J.). Der Fokus liegt auf der Unterstützung von Geschwistern behinderter und chronisch kranker Kinder und richtet sich an gesunde Geschwister im

Kindes- und Erwachsenenalter (ebd.). Siblings Australia vernetzt Geschwister untereinander, bietet Schulungsangebote für gesunde Geschwister, Eltern und Professionelle an. Die Geschwisterangebote *SibworkS* richten sich an gesunde Geschwister von 8-12 Jahren (ebd.). Die Schulungen finden über 6 Wochen einmal wöchentlich für 2 Stunden statt oder alternativ an 2 Tagen für je 5 Stunden (ebd.). Das Programm *SibworkS* wird auch international umgesetzt (ebd.).

Allen Schulungsprogrammen gemeinsam ist der Ansatz der Hilfe zur Selbsthilfe. Sie beziehen sich auf Geschwister in einer breit gefassten Altersspanne chronisch kranker und behinderter Kinder und erstrecken sich jeweils über mehrere Termine.

4.2.3 Forschungsprojekt KomPaS

Für Geschwister von chronisch somatisch kranken Kindern mit, z.B. Asthma bronchiale, Diabetes mellitus, chronisch entzündlichen Darmerkrankungen oder Epidermolysis bullosa fehlen kurze, niederschwellige Angebote, die familien- und ressourcenorientiert konzipiert sind. Diese Lücke schließt das Kompetenznetzwerk Patientenschulung im Kindes- und Jugendalter e.V. KomPaS mit dem aktuellen Forschungsprojekt *Fit für ein besonderes Leben – Geschwistermodul im modularen Schulungsprogramm für chronisch kranke Kinder, Jugendliche und deren Familien (ModuS)*, das für die Altersgruppe der 6-12Jährigen konzipiert wird. Da die vorliegende Arbeit Teil des Forschungsprojektes ist, wird es an dieser Stelle detailliert dargestellt.

Um möglichst viele Familien mit diesem Angebot zu erreichen, beschränkt sich der zeitliche Umfang auf 8 Unterrichtseinheiten à 45min. Das Angebot kann sowohl an eine familienorientierte Basispatientenschulung angekoppelt stattfinden oder auch im Rahmen von Selbsthilfetreffen angeboten werden. Ebenfalls kann es als ambulantes Angebot von Spezialambulanzen oder als stationäre Gruppenschulung in Rehabilitationskliniken zur Verfügung stehen. So kann sowohl der familienorientierte Aspekt als auch der möglichst gering gehaltene zeitliche Aufwand für die Familien Berücksichtigung finden (Ernst, 2016, S. 5). Bei starken Belastungszeichen werden den Familien weiterführende Angebote empfohlen.

Wie in den modularen Schulungsprogrammen für die chronisch kranken Kinder selbst, soll es in der geplanten Geschwisterschulung um Wissensvermittlung in Bezug auf die Erkrankung und den Erwerb von Fähigkeiten und Fertigkeiten zur Bewältigung der Situation gehen. Zugleich fördert der Austausch unter Gleichbetroffenen das Gefühl, nicht alleine mit den Sorgen und Ängsten zu sein und vermittelt Sicherheit (Ernst, 2016, S. 4).

Konkret beinhaltet die krankheitsspezifische Lerneinheit die altersgerechte Krankheitsaufklärung, um die Bedürfnisse der chronisch kranken Kinder leichter zu verstehen und die daraus resultierenden Anforderungen an die Familie nachvollziehen zu können (Ernst, 2016, S. 4; Tröster, 2013, S. 114). Die krankheitsunspezifische Lerneinheit „Und ich?“ beschäftigt sich mit besonderen Geschwisterthemen, wie der Bedeutung der Erkrankung für das Geschwisterkind und deren Auswirkungen auf das Familiensystem. Fragen zu Bewältigungsstrategien für diese besondere Situation werden erörtert (Ernst, 2016, S. 4). Für die Eltern wird ebenfalls eine krankheitsunspezifische Lerneinheit konzipiert, in der die Krankheitsbewältigung der Familie thematisiert wird (Ernst, 2016, S. 4). Die familiäre Unterstützung ist für die Geschwisterkinder sehr bedeutsam. Sie stellt eine wichtige Ressource zur Bewältigung ihrer Herausforderungen dar und erklärt die Notwendigkeit der Elternbeteiligung an der Schulung (Seiffge-Krenke, 2013, S. 34).

5 Gesundheitsförderung im Kindes- und Jugendalter

Die Geschwisterschulung möchte zur Verbesserung der Lebensqualität gesunder Geschwister beitragen und den Ausbau von Bewältigungsstrategien ermöglichen. Gesundheitsbezogene Lebensqualität

> umfasst körperliche, emotionale, mentale, soziale und verhaltensbezogene Komponenten des Wohlbefindens und der Funktionsfähigkeit aus subjektiver Sicht und gilt als Maß der subjektiven Gesundheit (Rajmil et al., 2004, zit.n. Ellert et al., 2014, S. 798; zit. n. Hölling et al., 2008, S. 607).

Grundlage dafür ist der bio-psycho-sozial ausgerichtete Gesundheitsbegriff der Weltgesundheitsorganisation WHO von 1946.

> Health is a state of complete physical, mental and social wellbeing and not merely the absence of disease or infirmity (Weltgesundheitsorganisation WHO, 1946).

Auf dieser Grundlage hat die WHO 1986 mit der Ottawa-Charta zu einem Perspektiv- und Strategiewechsel aufgerufen, der die Gesundheitsförderung in den Vordergrund gestellt hat und heute noch Grundlage für gesundheitsförderliche Interventionen ist (Geene et al., 2013, S. 20; Altgeld, Kolip 2010, S. 46). Die Gesundheitsförderung zielt darauf ab, die Bevölkerung zu einem eigenverantwortlichen und selbstbestimmten Umgang mit der Gesundheit zu befähigen (ebd.).

Im Gegensatz zur Krankheitsprävention, die sich mit der Vermeidung von Krankheiten und Risikofaktoren beschäftigt, zählen zur Gesundheitsförderung alle Handlungen, die individuell die erforderlichen persönlichen Kompetenzen stärken, um eine gesunde Lebensweise zu ermöglichen (Geene et al., 2013, S. 24; Hurrelmann, 2010, S. 14; Steinbach, 2007, S. 50; Klemperer, 2010, S. 168). Gesundheitsförderung bezieht sich sowohl auf das Individuum als auch auf das soziale Umfeld und die gesellschaftlichen Rahmenbedingungen (Altgeld, Kolip, 2014, S. 46-47).

In Bezug auf Kinder und Jugendliche beinhaltet Gesundheitsförderung die Befähigung, ihre Entwicklungsaufgaben und alltäglichen Anforderungen zu bewältigen. Für Kinder stellt die Familie die primäre soziale Umwelt dar. Dort werden grundlegende Verhaltensweisen in Bezug auf die Gesundheitsförderung erlernt, die bis ins Erwachsenenalter bestehen bleiben und schwer zu beeinflussen sind und frühzeitige Interventionen in der Familie begründen (Erhart et al., 2010, S. 59).

Im Folgenden werden wichtige Entwicklungsaufgaben der Kinder im Grundschulalter vorgestellt und ausgewählte Konzepte der Gesundheitsförderung näher betrachtet, die zusammengenommen die theoretische Grundlage für die Entwicklung der Geschwisterschulung insgesamt sowie der Lerneinheit „Und ich?“ im Besonderen bilden.

5.1 Entwicklungsaufgaben von Kindern im Grundschulalter

Die Entwicklung eines Kindes kann als Lernprozess bezeichnet werden, durch den das Kind Kompetenzen erwirbt, um alltägliche Anforderungen bewältigen zu können (Masten et al., 2006, zit. n. Koglin, Petermann, 2013, S. 101). Es wird von Entwicklungsaufgaben gesprochen, die in bestimmten Lebensphasen zu erfüllen sind (Warschburger, 2000, S. 28). Ein positives Wohlbefinden ist das Ergebnis erfolgreich gelöster Entwicklungsaufgaben (Pfeiffer, Pinquart, 2013, S. 69).

In Anlehnung an Havighurt (1972) haben Grundschulkinder folgende Entwicklungsaufgaben zu erfüllen (zit. n. Papastefanou, 2009, S. 44; zit.n.Warschburger, 2000, S. 30).

- Lesen, Schreiben und Rechnen lernen
- Soziale Kompetenz mit Gleichaltrigen erwerben.
- Körperliche Geschicklichkeit ausbilden.
- Moralische Werte aufbauen
- Ein positives Selbst entwickeln
- Angemessenes Rollenverhalten erlernen
- Lernen der Geschlechterrolle
- Konzepte für das Alltagsleben entwickeln
- Eine gewisse Selbstständigkeit erreichen
- Eine Einstellung gegenüber Gruppen und Institutionen entwickeln

Entwicklungspsychologisch befinden sich Kinder in diesem Alter von ihrer kognitiven Entwicklung nach Piaget in der konkret-operationalen Phase (Papastefanou, 2009, S. 44). Ihr

Denken wird flexibler und organisierter, bleibt aber konkret und noch wenig abstrahierend. (Lohaus, 2013, S. 20; Papastefanou, 2009, S. 44). Die Kinder können mehrere Aspekte einer Situation gleichzeitig wahrnehmen und diese auch in Beziehung setzen. Circa ab dem 7. Lebensjahr können sie mit Kalender und Uhrzeit umgehen (Papastefanou, 2009, S. 45). Die Dauer von Handlungen kann aber erst im späteren Grundschulalter eingeschätzt werden (ebd.). Informationsverarbeitende Kapazitäten und die Aufmerksamkeit nehmen im Verlauf dieser Altersspanne zu und Gedächtnisstrategien verbessern sich (ebd.). Die Fähigkeit des Perspektivwechsels auf konkrete Personen gelingt, sodass Absichten und Vorhaben von anderen Personen verstanden werden können (Lohaus, 2013, S. 20).

In der sozio-emotionalen Entwicklung zeigt sich, dass bereits junge Grundschulkinder Emotionen vielfältig wahrnehmen und auslösenden Situationen zuordnen können (Papastefanou, 2009, S. 45). Dazu zählen auch Scham und Schuld, die zunehmend besser verstanden werden (ebd.). Die Anzahl emotionsregulatorischer Bewältigungsstrategien wird vielfältiger (ebd.). Die Peer-Gruppe bekommt immer mehr Bedeutung. Kinder im Grundschulalter verfügen über soziale Fertigkeiten und schließen Freundschaften (Papastefanou, 2009, S. 45). Das Selbstwertgefühl tritt in den Mittelpunkt. Kinder vergleichen sich untereinander und kennen ihre Stärken und Schwächen (ebd., S. 46).

Das Verständnis von Gesundheit und Krankheit wird im Grundschulalter differenzierter. Es bildet sich langsam die Erkenntnis, dass Krankheitszustände dynamisch sind und sich verändern können. Langfristige Folgen einer Erkrankung können in diesem Alter aber noch nicht eingeordnet werden. Ebenso fehlt ihnen die Möglichkeit, die Sorgen der Eltern nachvollziehen zu können (Papastefanou 2009, S. 46). Konkret beschriebene Sachverhalte werden verstanden, wobei die Übertragung abstrakter Informationen auf die eigene Situation noch Schwierigkeiten bereitet (Lohaus, Lißmann, 2006, S. 63).

Insgesamt sind Kinder im Grundschulalter aus entwicklungspsychologischer Sicht mit der Erfüllung ihrer Entwicklungsaufgaben gut ausgelastet, wozu gewisse Rahmenbedingungen erforderlich sind. Damit ein Kind sich gut entwickeln kann, benötigt es eine verlässliche, vertraute Bezugsperson, die dafür sorgt, dass die körperlichen und psychischen Bedürfnisse befriedigt werden und die Umgebung seinen Interessen und Aktivitäten entspricht (Largo, 2010, S. 166). Zusätzliche Anforderungen, z.B. bedingt durch ein chronisch krankes Geschwisterkind, können einerseits die Entwicklung gefährden und andererseits auch dazu führen, dass Kinder in ihrer Entwicklung Gleichaltrigen voraus sind und z.B. verantwortungsbewusster handeln (Warschburger, 2000, S. 30). Ein Krankheitswissen sollte frühzeitig altersangemessen aufgebaut werden, um die Wahrscheinlichkeit zu reduzieren, auf irrationale Erklärungen zurückzugreifen, die Schuldgefühle zur Folge hätten (Lohaus, 2013, S. 24).

5.2 Salutogenese

Das Konzept der Salutogenese hat sich für den Bereich der Gesundheitsförderung als bereichernd erwiesen und wurde 1979 von Aaron Antonovsky entwickelt (Klemperer, 2010, S. 123; Reimann, Hammelstein, 2006, S. 13). Es kann als Rahmentheorie betrachtet werden und liefert den erforderlichen Hintergrund für konzeptuelle Entwicklungen und Maßnahmenplanungen, so auch für die vorliegende Arbeit (Faltermaier, Wihofszky, 2012, S. 103; BZgA, 2001, S. 70). Der Begriff *Salutogenese* wird als die Entstehung von Gesundheit übersetzt und leitet sich aus dem lateinischen *Salus:* Wohlbefinden, Zufriedenheit und dem griechischen *Genesis:* Entstehung und Herkunft ab (Reimann, Hammelstein, 2006, S. 14). Die Leitfrage darin ist: Was hält die Menschen gesund, obwohl sie Risiken und Belastungen ausgesetzt sind (Altgeld, Kolip, 2014, S. 46)? Dabei geht Antonovsky von einem Gesundheits-Krankheits-Kontinuum aus, auf dem der Mensch sich zwischen den Polen Gesundheit im Sinne von körperlichem Wohlbefinden und Krankheit als Ausdruck körperlichen Missempfindens bewegt (Bundeszentrale für gesundheitliche Aufklärung BZgA, 2001, S. 32).

Antonovsky vergleicht das Leben mit einem Fluss voller Gefahren, Strudeln, Biegungen und Stromschnellen, in dem der Mensch schwimmt. Das Ziel ist, die Menschen zu guten Schwimmern zu machen, damit sie die Gefahren des Flusses im Sinne der Anforderungen des Lebens bewältigen können (BZgA, 2001, S. 141).

Weitere zentrale Merkmale der Salutogenese sind die Stressoren, der Spannungszustand, die generalisierten Widerstandsressourcen und das Kohärenzgefühl (Klemperer, 2010, S. 124). Stressoren stellen Anforderungen an den Organismus in Form von Reizen dar. Sie werden aber erst durch die subjektive Bewertung der Person zu einem Stressor und erzeugen nach Antonovsky zunächst einen Spannungszustand (Klemperer, 2010, S. 124). In einer weiteren Bewertung wird überprüft, ob geeignete Bewältigungsstrategien zur Verfügung stehen (Bengel et al., 2001, S. 145). Hier setzen die nach Antonovsky formulierten generalisierten Widerstandsressourcen[1] an. Dabei handelt es sich um Faktoren, die eine erfolgreiche Spannungsbewältigung ermöglichen (Steinbach, 2007, S. 124; BZgA, 2001, S. 34; Reimann, Hammelstein, 2006, S. 15; Klemperer, 2010, S. 125). Es wird zwischen internen und externen Ressourcen unterschieden. Diese Ressourcen können auch als Schutzfaktoren bezeichnet werden, sie schützen vor Stress und sichern Gesundheit (Reimann, Hammelstein, 2006, S. 14).

Als ein weiteres wesentliches Merkmal der Salutogenese zählt das Kohärenzgefühl, das Antonovsky als *sense of coherence (SOC)* bezeichnet (Reimann, Hammelstein, 2006, S. 15). Das Kohärenzgefühl ist die Basis für die Gesunderhaltung und entspricht einer positiven Grundhaltung und einem

[1] Generalisierte Widerstandsressourcen. Generalisiert bezieht sich hierbei auf jede Situation. Da die Ressourcen die Widerstandsfähigkeit der Person erhöhen, nennt sie Antonovsky Widerstandsressourcen (BZgA, 2001, S. 34).

Gefühl des Vertrauens in sich selbst, Situationen und Anforderungen beherrschen zu können (Reimann, Hammelstein, 2006, S. 15; Zegelin, 2015, S. 28). Es besteht aus drei Teilkomponenten: Die Komponente der *Verstehbarkeit*, als ein kognitives Verarbeitungsmuster, kennzeichnet die Fähigkeit einer Person, Reize als geordnet und strukturierte Informationen verarbeiten zu können, die erklärbar sind (Reimann, Hammelstein, 2006, S. 16; Klemperer, 2012, S. 125-126). Die Komponente der *Handhabbarkeit* als kognitiv-emotionales Verarbeitungsmuster erklärt die Zuversicht, Anforderungen mit Hilfe von Ressourcen meistern zu können (Klemperer, 2010, S. 126; Reimann, Hammelstein, 2006, S. 16; Faltermaier, Wihofszky, 2012, S. 104). Die dritte und bedeutendste Komponente für das Kohärenzgefühl, die *Sinnhaftigkeit* als motivationale Komponente, beschreibt, ob das Leben als sinnvoll empfunden wird und inwieweit es sich lohnt, sich für die Bewältigung der Anforderungen einzusetzen und Energie zu investieren (Klemperer, 2010, S. 126; Reimann, Hammelstein, 2006, S. 16).

Die Entwicklung des Kohärenzgefühls hängt von der sozialen Umwelt einer Person ab und wird durch Erfahrungen und Erziehung beeinflusst. Erfolgserlebnisse prägen das Kohärenzgefühl positiv (Bengel et al., 2001, S. 143). Kinder entwickeln ihr Kohärenzgefühl innerhalb der Familie und in ihrem sozialen Umfeld. Es wird gefördert, wenn sie ihre Welt als berechenbar erleben und Möglichkeiten sehen, sie mit zu gestalten, Anforderungen als lösbar erkennen und sich in der Beziehung zu anderen Personen als willkommen und liebenswert sehen (Pott et al., 2010, S. 1168).

So sorgt ein hohes Kohärenzgefühl dafür, dass eine Person Zugriff auf Ressourcen hat, die geeignet erscheinen die umfassenden Anforderungen des Lebens als Herausforderungen zu sehen, die effektiv zu bewältigen sind. Sie bewegen sich auf dem Gesundheits-Krankheits-Kontinuum mehr in Richtung Gesundheitspol. Personen mit einem hohen Kohärenzgefühl sind im Sinne Antonovskys Metapher *gute Schwimmer* (Bengel et al., 2001, S. 146). Personen mit einem geringen Kohärenzgefühl sehen dagegen Anforderungen eher als Stressoren an, die belasten und zur Überforderung führen und Stress erzeugen. Sie stehen eher hilflos den Anforderungen gegenüber, wenn auf geeignete Ressourcen kein Zugriff besteht bzw. sie nicht ausreichend zur Verfügung stehen (Bengel et al., 2001, S. 146). Diese Personen bewegen sich auf dem Gesundheits-Krankheits-Kontinuum eher Richtung Krankheitspol. In der folgenden Abbildung werden diese Aspekte der Salutogenese verdeutlicht.

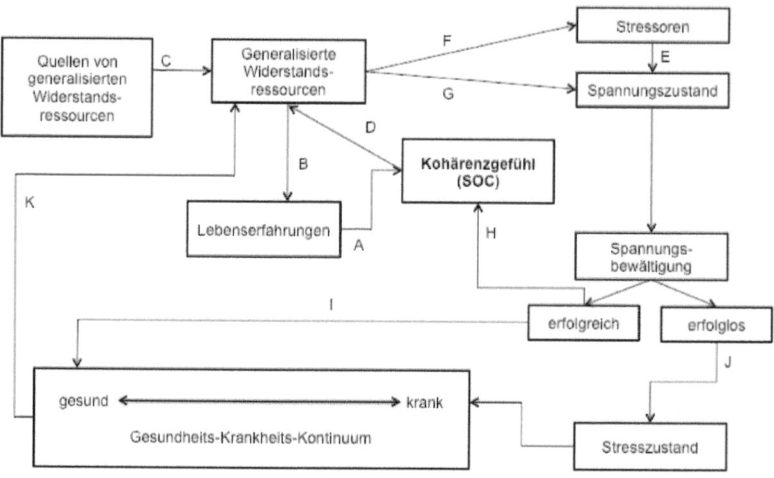

Abbildung 1: Vereinfacht modifizierte Darstellung des Modells der Salutogenese (Antonovsky, 1979, zit. n. BZgA, 2001, S. 36).

Das Konzept der Salutogenese kann als Stressbewältigungsmodell bezeichnet werden. (Reimann, Hammelstein, 2006, S. 17; Klemperer, 2010, S. 124; Jerusalem 2006, S. 46). Es beinhaltet Gedanken und Ergebnisse der Stressforschung der damaligen Zeit, die auch heute noch Gültigkeit haben und beschäftigt sich vor allem mit der Stärkung allgemeiner persönlicher Kompetenzen des Menschen, die für eine effektive Bewältigung von Anforderungen erforderlich sind (Reimann, Hammelstein, 2006, S. 17; Bengel et al., 2001, S. 141). Lebenskompetenz wird gestärkt, dessen Konzept im Folgenden näher betrachtet wird (Bengel et al., 2001, S. 149).

5.3 Das Konzept der Lebenskompetenzen

Die Handlungsstrategie der Ottawa Charta *Befähigen und Ermöglichen* und das Handlungsfeld *persönliche Kompetenzen entwickeln* beziehen sich auf das Individuum und die Entwicklung persönlicher Kompetenzen, die als Lebenskompetenzen bezeichnet werden (Bühler, Heppekausen, 2005, S. 24; Klemperer, 2010, S. 167). Lebenskompetenzen stellen wichtige Ressourcen dar, die bei der Bewältigung von Alltagsbelastungen und entwicklungstypischen Anforderungen erforderlich sind (Bühler, Heppekausen, 2005, S. 3, Jerusalem, 2006, S. 47).

Das Konzept der Lebenskompetenzen gilt als Strategie der Gesundheitsförderung und als einer ihrer erfolgreichsten Einzelansätze und wurde von der Weltgesundheitsorganisation 1994 als sogenannte *Life skills* für unseren Kulturkreis definiert (WHO, 1994; zit. n. Bühler, Heppekausen, 2005, S. 16; zit. n. Jerusalem, Meixner, 2009, S. 141).

Demnach ist lebenskompetent, wer

- sich selbst kennt und mag
- empathisch ist
- kritisch und kreativ denkt
- kommunizieren und Beziehungen führen kann
- durchdachte Entscheidungen trifft
- erfolgreich Probleme löst
- und Gefühle und Stress bewältigen kann

(Jerusalem, Meixner, 2009, S. 141; Bühler, Heppekausen, 2005, S. 9).

Der Begriff Kompetenz aus dem lateinischen compere, bedeutet *zu etwas fähig sein* (Hallmann, 2015). Lebenskompetenz kann demnach mit lebensfähig beschrieben werden und beinhaltet

> Fähigkeiten und Fertigkeiten, die Individuen benötigen, um mit altersgemäßen Herausforderungen und Aufgaben des täglichen Lebens erfolgreich umgehen zu können (Hallmann, 2015).

Dabei kommt es darauf an die Fähig- und Fertigkeiten sach- und situationsgerecht und im richtigen Augenblick einzusetzen (von Kardorff, 2003, S. 135).

Viele Lebenskompetenzprogramme zielen auf die Sucht- und Gewaltprävention ab und werden in unterschiedlichen Settings, z.B. Kindertagesstätten und Schule angeboten und entsprechen dem nationalen Gesundheitsziel *Gesund aufwachsen: Lebenskompetenz, Bewegung, Ernährung* (Hallmann, 2015). Beispielhaft sei das evaluierte Programm Klasse 2000 erwähnt, das vom Verein Programm Klasse 2000 e.V. entwickelt wurde und sich auf die Zielgruppe der Grundschulkinder 1.-4. Klasse bezieht (Bühler, Heppekausen, 2005, S. 77ff.). Lebenskompetente Kinder benötigen keine Suchtmittel und können ohne Gewaltanwendung Probleme lösen.

Neben dem Konzept der Lebenskompetenzen existiert seit einigen Jahren der Begriff der Gesundheitskompetenz als umfassendes Konzept der Gesundheitsförderung, deren detaillierte Darstellung folgt (Hallmann, 2015).

5.4 Health Literacy – Gesundheitskompetenz

Health Literacy ist ein multidisziplinäres Konzept, das zunehmend in vielen Bereichen, so auch in der Gesundheitsförderung und Prävention an Bedeutung gewinnt (Okan et al., 2015, S. 932). Der Begriff Health Literacy stammt aus dem angloamerikanischen Raum. Er wird im Deutschen mit dem Begriff *Gesundheitskompetenz* übersetzt und umfasst

> das Wissen, die Motivation und die Kompetenzen von Menschen in Bezug darauf, relevante Gesundheitsinformationen in unterschiedlicher Form zu finden, zu verstehen, zu beurteilen und anzuwenden, um im Alltag in den Bereichen der Krankheitsbewältigung, der Krankheitsprävention und der Gesundheitsförderung Urteile fällen und Entscheidungen treffen zu können, welche die Lebensqualität im gesamten Lebensverlauf erhalten oder verbessern (Kickbusch et al., 2016, S. 6).

Nach Kickbusch et al. (2016, S. 3) ist die Förderung der Gesundheitskompetenz komplex und eine gesamtgesellschaftliche Aufgabe. Eine hohe Gesundheitskompetenz kann Gesundheit und Wohlbefinden verbessern und stärkt die Widerstandsfähigkeit des Einzelnen (ebd., S. 5). Gesundheitskompetenz ist auch erforderlich, um die Anforderungen einer chronischen Erkrankung im Alltag zu bewältigen (ebd., S. 16). Umso erschreckender sind die Ergebnisse des europäischen Health-Literacy Survey in acht europäischen Ländern, der zeigt, dass nur knapp über die Hälfte der Erwachsenen in Europa über ausreichende Gesundheitskompetenz verfügen (Zamora et al., 2015, S. 168; Kickbusch et al., 2016, S. 1). Die 1. repräsentative Studie für Deutschland zur Gesundheitskompetenz, durchgeführt an der Universität Bielefeld, kommt zu ähnlichen Ergebnissen (Schaeffer, 2016b). Demnach weisen 54% der Bevölkerung eine limitierte Gesundheitskompetenz auf (ebd.). Eine geringe Gesundheitskompetenz führt nach dieser Studie zu einem mittelmäßigen bis schlechten subjektiven Gesundheitszustand, einem eingeschränkteren Gesundheitsverhalten und einer verminderten Inanspruchnahme von Versorgungsleistungen (ebd).

Für Kinder ist das besonders bedeutsam, weil im Kindesalter entscheidende Verhaltensweisen im Bereich der Gesundheitsförderung verankert werden, die im späteren Lebensverlauf kaum veränderbar sind (Erhart et al., 2010, S. 59). Wenn Eltern mangelnde Gesundheitskompetenz vorweisen, hat das auch Auswirkungen auf die gesundheitsförderliche Entwicklung von Kindern und Jugendlichen. So wird bereits ein Zusammenhang angenommen zwischen geringer Gesundheitskompetenz von Eltern und gleichzeitig mangelnder Therapieadhärenz bei chronisch kranken Kindern (Berkman et al., 2001, zit.n.,Okan et al., 2015, S. 934). Das bestärkt insgesamt den Wunsch, die Gesundheitskompetenz schon in früher Kindheit zu fördern, sofern dabei das Entwicklungsalter und lerntheoretische Aspekte der Kinder berücksichtigt werden (Borzekowski, 2009, zit.n. Okan et al., 2015, S. 933;939).

Das aktuelle Forschungsprojekt des deutschen Forschungsverbunds Health Literacy im Kindes- und Jugendalter HLCA beschäftigt sich mit dieser Thematik, um u.a. Daten über die Gesundheitskompetenz bei Kindern und Jugendlichen zu gewinnen und kindgerechte Erklärungsmodelle zu schaffen, alles Voraussetzungen für die Entwicklung von zielgerichteten

Interventionen zur Förderung der Gesundheitskompetenz (Zamora et al., 2015, S. 167f.).

Nach der eingangs beschriebenen Definition können gesundheitskompetente Personen aktiv zur Erhaltung ihrer Lebensqualität beitragen. Sie sind motiviert und dazu in der Lage, neue Erkenntnisse in ihren Alltag umzusetzen und stärken dadurch ihre gesundheitlichen Ressourcen und bleiben selbstbestimmt. Daraus wird ersichtlich, dass sich die Gesundheitskompetenz aus Teilkompetenzen zusammensetzt (Kickbusch, 2008, zit.n. Dierks, Kaiser, 2016, S. 190). Personen mit hoher Gesundheitskompetenz sind gleichzeitig lebenskompetent. Die Ausprägung dieser Kompetenzen ist eng verknüpft mit der Bildung einer Person. So konnte die Studie von Quenzel und Schaeffer an der Universität Bielefeld zur Gesundheitskompetenz vulnerabler Gruppen zeigen, dass Personen mit einem niedrigen Bildungsstand eine geringere Gesundheitskompetenz aufweisen als Personen mit hohem Bildungsstand (Quenzel, Schaeffer, 2016, S. 92f.). Aus den genannten Gründen erfolgt aktuell an der Universität Bielefeld in Zusammenarbeit mit der Hertie School of Governance Berlin und dem AOK Bundesverband die Erarbeitung eines nationalen Aktionsplanes zur Verbesserung von Health Literacy in Deutschland (Schaeffer, 2016a).

5.5 Implikation der Konzepte für die Geschwisterschulung

Gesundheitsförderung bezieht sich in dieser Arbeit auf die Förderung der Entwicklung von persönlichen Kompetenzen nach der Handlungsstrategie der Ottawa Charta *Befähigen und Ermöglichen* (Klemperer, 2010, S. 167). Die Geschwister sollen befähigt werden, Kompetenzen zu entwickeln und Ressourcen zu aktivieren, um mit ihrer Situation besser umgehen zu können. Das gelingt durch den Empowermentansatz, der Individuen zu einem höheren Maß an Selbstbestimmung und zu einer aktiven Gestaltung des eigenen Lebens befähigt (Klemperer, 2010, S. 170f.). Das Konzept der Salutogenese berücksichtigt diesen Ansatz. Als übergeordnete Rahmentheorie wird die Salutogenese für die gesamte Geschwisterschulung einschließlich der Lerneinheit „Und ich"? genutzt unter Berücksichtigung der Konzepte der Lebens- und Gesundheitskompetenz und entwicklungspsychologischen Erkenntnisse.

Zu den persönlichen Kompetenzen, die im salutogenetischen Sinn als generalisierte Widerstandsressourcen dienen, zählen die Lebenskompetenzen und die Gesundheitskompetenz, die die Bewältigung von Spannungen und Belastungen ermöglichen (Bühler, Heppekausen 2005, S. 19). Insbesondere die Lebenskompetenzen

- Bewältigung von Gefühlen und Stress
- erfolgreiches Lösen von Problemen
- Wahrnehmung der eigenen Stärken und Wünsche
- Entscheidungen treffen können.

sollen in der Geschwisterschulung vorrangig berücksichtigt werden.

Das Kohärenzgefühl als Basis für die Gesunderhaltung, wird insgesamt durch folgende Aspekte positiv beeinflusst (Reimann, Hammelstein, 2006, S. 15). Den gesunden Geschwistern soll ermöglicht werden, ein Krankheitsverständnis in Bezug auf ihre kranken Geschwister zu entwickeln und sich ihrer Gefühle und Anforderungen bewusst zu werden. Ebenso weist die Geschwisterschulung eine nachvollziehbare, transparente Struktur auf und ist geprägt von einem wertschätzenden Klima. Das bezieht sich zusammen genommen auf die Teilkomponente *Verstehbarkeit* (BZgA, 2001, S. 31).

Die Kinder erhalten die Möglichkeit, ihre Ressourcen zu entdecken, diese zu erweitern und gezielt einzusetzen, um die Anforderungen bewältigen zu können, im Sinne der Teilkomponente *Handhabbarkeit*. Generalisierte Widerstandsressourcen sollen ausreichend zur Verfügung stehen. Dadurch ist die Entwicklung und dauerhafte Aufrechterhaltung des Kohärenzgefühls möglich (Bühler, Heppekausen, 2005, S. 19). Unterstützt wird dieser Aspekt in der Schulung durch eine durchgängig altersgerechte Gestaltung, die Über- und Unterforderungen der teilnehmenden Kinder vermeidet und Erfolgserlebnisse ermöglicht (BZgA, 2001, S. 31). Die Kinder lernen dadurch, dass sie Anforderungen gut bewältigen können.

Die Elternschulung soll u.a. bewirken, dass die Eltern ihre Kinder altersentsprechend in Entscheidungsprozesse innerhalb der Familie mit einbinden. Durch diese Teilhabe erfahren die Kinder einen *Sinn* in ihrem Handeln. Sie partizipieren und können dadurch sowohl ihren eigenen Bedürfnissen nachgehen, ohne Schuldgefühle oder Ambivalenz zu empfinden, als auch die notwendige Unterstützung ihres kranken Geschwisterkindes durch die Eltern besser akzeptieren. Exemplarisch wird dieser Aspekt in der methodisch-didaktischen Umsetzung berücksichtigt, indem die Kinder an der Gestaltung in gewisser Weise beteiligt sind. Die Erfahrung an wichtigen Entscheidungsprozessen beteiligt zu sein, fördert das Kohärenzgefühl (Hartung, 2012, S. 70; BZgA, 2001, S. 31).

Die Gesundheitskompetenz wird durch die Förderung der Lebenskompetenzen positiv beeinflusst. Ebenso wird sie durch ein starkes Kohärenzgefühl gestärkt, besonders durch die Teilkomponenten *Verstehbarkeit* und *Sinnhaftigkeit.* Die Gesundheitskompetenz stellt demnach einen Schutzfaktor dar und dient als aktivierbare generalisierte Widerstandsressource im salutogenetischen Sinn zur Bewältigung von Anforderungen, um Wohlbefinden und damit Gesundheit zu erhalten und zu fördern *(Handhabbarkeit).*

Alle drei Konzepte der Gesundheitsförderung beeinflussen sich gegenseitig und weisen gemeinsame Schnittstellen auf. Generalisierte Widerstandsressourcen sind dann greifbar, wenn alles einen Sinn macht und verständlich ist. Unter Berücksichtigung der entwicklungspsychologischen Besonderheiten und einer altersgerechten Lernumgebung kann es auf diesem Wege insgesamt gelingen, die gesunden Geschwisterkinder dabei zu unterstützen, im Sinne Antonovskys Metapher *gute Schwimmer* zu werden.

6 Rahmenbedingungen der Geschwisterschulung

Die gewonnenen Erkenntnisse aus dem theoretischen Hintergrund der Kapitel 2-5 fließen im Folgenden in die inhaltliche und methodisch-didaktische Gestaltung mit ein. Dabei ist deutlich geworden, dass sich diese nicht nur auf die Lerneinheit „Und ich?“ beschränken lassen, sondern sich die Umsetzung auf die gesamte Geschwisterschulung bezieht. Vorausgehend werden zur besseren Übersicht die übergeordneten Ziele wiederholt genannt, gefolgt von den strukturellen Rahmenbedingungen. Diese entsprechen dem Modul 0 des modularen Schulungssystems von KomPaS und beinhalten wichtige Aspekte der Organisation und Planung von Schulungen, die auch für die Geschwisterschulung relevant sind, sodass dazu an dieser Stelle nur eine grobe Übersicht erfolgt (Ernst, Szczepanski, 2015, S. 22). Die Darstellung der Inhalte schließt sich dem an, ebenso die detaillierten methodisch-didaktischen Ausführungen, die im Kapitel 7 fortgesetzt werden und ebenfalls die Aspekte des Modul 0 von ModuS zur Didaktik berücksichtigen (ebd., S. 34).

6.1 Übergeordnete Ziele

Um die Lebensqualität der Geschwisterkinder zu verbessern und den Ausbau aktiver Bewältigungsstrategien und des Kompetenzerlebens bei den Kindern zu ermöglichen, soll übergeordnet die Entwicklung des Kohärenzgefühls der Geschwisterkinder gefördert werden, einschließlich der Lebenskompetenzen und der Gesundheitskompetenz, wie im Kapitel 5.5 beschrieben. Ein hohes Kohärenzgefühl führt zu einem Wohlbefinden, die Welt als verstehbar, handhabbar und bedeutsam zu sehen und beeinflusst die subjektive Lebensqualität (Faltenmaier, Wihofszky, 2012, S. 104f.).

6.2 Strukturelle Rahmenbedingungen

Die Geschwisterschulung wird als Gruppenangebot für 4-6 Kinder im Grundschulalter von ca. 6-10 Jahren konzipiert. Parallel erfolgt, wie bereits unter 4.2.1 beschrieben, eine Elternschulung, in der es inhaltlich um die Krankheitsbewältigung im Familiensystem geht. Die Geschwisterschulung umfasst insgesamt acht Unterrichtseinheiten à 45 min., die sowohl an einem Tag als auch alternativ an zwei Tagen mit jeweils vier Unterrichtseinheiten angeboten werden können. Das interdisziplinäre Trainerteam aus den Berufsgruppen Psychologie, Pädiatrie, Gesundheits- und Kinderkrankenpflege oder Pädagogik sollte sinnvollerweise aus zwei Personen bestehen, um den individuellen Bedürfnissen der Kinder gerecht zu werden (Ernst, Szczepanski, 2015, S. 33). Dabei sollte der psychosoziale und medizinische Bereich abgedeckt sein. Mindestens eine Person aus dem Team verfügt über das KomPaS-Zertifikat *Basiskompetenz Patiententrainer* mit dem indikationsspezifischen Zusatz Ge*schwistertrainer* (ebd.). Die anderen Personen des Teams sollten über mehrjährige Schulungserfahrung mit Familien chronisch kranker Kinder verfügen (ebd.).

Vorteilhaft sind großzügig geschnittene Räumlichkeiten, die Bewegungsspiele und eine aktive und kreative Gestaltung erlauben, einschließlich der Möglichkeit an Tischen zu arbeiten. Visualisierungsmöglichkeiten sollten vorhanden und bei Bedarf erweiterbar sein (ebd., S. 32).

Die Pausenregelung wird situativ vom Trainerteam entschieden. Bei einer Tagesveranstaltung mit 8 Unterrichtseinheiten empfehlen sich neben kleineren Pausen zwei Zwischenpausen von jeweils 30 Minuten. Getränke und Snacks werden entsprechend vorbereitet. Eine Mittagspause sollte 45 bis 60 Minuten beinhalten und auch gemeinsam mit den Eltern stattfinden.

6.3 Inhalte

Um die übergeordneten Ziele zu erreichen, sind die in den Kapiteln 6.3.1 bis 6.3.4 beschriebenen Inhalte für die Lerneinheit „Und ich?“ ausgewählt worden. Sie haben sich aus den Erkenntnissen der Kapitel 4 und 5 sowie den stattgefundenen Expertenworkshops ergeben und wurden durch die Auswertung der Familieninterviews bestätigt.

Die krankheitsspezifische Lerneinheit beschäftigt sich mit der altersgerechten Krankheitsaufklärung, damit die Geschwister Anforderungen daraus nachvollziehen können und ein Verständnis für die Situation entwickeln. In dieser Arbeit wird exemplarisch das Krankheitsbild des Asthmas bronchiale für die Lerneinheit genutzt und in Kapitel 7 grob umrissen dargestellt, da sie nicht Gegenstand der vorliegenden Arbeit ist.

6.3.1 Gefühle

In der Lerneinheit „Und ich?“ wird das Thema Gefühle aufgegriffen. Die Kinder setzen sich mit unterschiedlichen Gefühlen auseinander, um die Wahrnehmung ihrer eigenen Gefühle und den dazugehörigen Situationen zu schulen. Dabei geht es um das Erkennen von Gefühlen und deren Regulation. Es werden die primären Emotionen Freude, Wut, Traurigkeit und Angst angesprochen und ausgewählte sekundäre Emotionen wie Scham, Schuld, Neid und auch Stolz individuellen Situationen zugeordnet (Petermann, Wiedebusch, 2008, S. 33). Weitere Gefühle können individuell ergänzt und besprochen werden. Insgesamt wird die Entwicklung der emotionalen Kompetenz dadurch begünstigt. Die Wahrnehmung und Benennung der eigenen Gefühle ist Grundvoraussetzung, um geeignete Bewältigungsstrategien entwickeln zu können (Möller et al., 2016, S. 112, 117).

6.3.2 Bewältigungsstrategien – Ressourcen

Da die mangelnde Regulierung von Gefühlen zur Überforderung führen kann, werden geeignete Lösungsmöglichkeiten im Sinne von generalisierten Widerstandsressourcen erarbeitet, die das Bewältigungshandeln unterstützen (Lohaus et.al 2007, S. 48). Dazu zählen u.a.:

- die Stärkung der sozialen Ressourcen
- die Förderung der Problemlösefähigkeit
- die Wahrnehmung der eigenen Stärken und Wünsche
- der Einsatz von Erholungsaktivitäten
- das Kennenlernen von Entspannungsverfahren

(Hampel, Petermann, 2003, S. 60ff; Lohaus et al., 2007, S. 143ff., Bühler, Heppekausen, 2005, S. 16).

Aufgrund der zeitlichen Struktur der Schulung von 8 Unterrichtseinheiten liegt ein Fokus auf diesen genannten Strategien. Jedoch sollten alle von den Kindern genannten positiven Bewältigungsstrategien gewürdigt werden. Je nach Situation und Setting obliegt es dem Trainerteam, Schwerpunkte zu setzen. Genannte negative Strategien wie z.B. soziale Isolation, Resignation, Aggression werden ebenfalls aufgegriffen und positive Alternativen gesucht.

Generell wird zwischen internen und externen Ressourcen unterschieden. Zu den internen Ressourcen zählen die körperliche Konstitution, Intelligenz, die Fähigkeit eigene Bedürfnisse, Wünsche, Ängste wahrzunehmen und eine gewisse Ich-Stärke (Reimann, Hammelstein 2006, S. 15; Klemperer, 2010, S. 125). Damit sind die personalen Ressourcen gemeint, zu denen auch die Lebens- und Gesundheitskompetenz zählt sowie das Kohärenzgefühl der Salutogenese (Klemperer, 2010, S. 171). Die externen Ressourcen sind gekennzeichnet durch soziale Unterstützung und Integration, finanzielle Möglichkeiten und kulturelle Stabilität (BZgA, 2001, S. 34; Reimann, Hammelstein 2006, S. 15; Klemperer, 2010, S. 125).

Stärkung der sozialen Ressourcen:
Die soziale Unterstützung durch Freunde, Eltern, weitere Familienmitglieder oder Lehrerinnen und Lehrer hat einen erheblichen Einfluss auf das Bewältigungsverhalten von Kindern. Haben Kinder den Zugriff auf eine vertraute Person, die

zuhört und unterstützend tätig werden kann, ist das ein wichtiger Schutzfaktor (Lohaus et al., 2007, S. 56-57).

Förderung der Problemlösefähigkeit:
Die problemorientierte Bewältigung kann im Rahmen der Geschwisterschulung durch die Struktur der Schulung unterstützt werden und ist in Kapitel 7 beschrieben.

Die Wahrnehmung der eigenen Stärken und der Einsatz von Erholungsaktivitäten und Entspannungsverfahren werden in den folgenden Kapiteln näher betrachtet.

6.3.3 Energie tanken – eigene Stärken wahrnehmen

Hobbys, Sport und Freunde können das Selbstbewusstsein stärken und auf diese Weise dazu beitragen, mit Belastungssituationen besser umgehen zu können. Sie helfen, für einige Zeit Abstand zu nehmen und auf andere Gedanken zu kommen (Lohaus et al., 2007, S. 143; Domsch et al., 2016, S. 72).

Sport:
Regelmäßige körperliche Bewegung in Form von Sport lenkt ab und sorgt für einen angenehmen Ausgleich, der in belasteten Situationen dazu beiträgt, die körpereigenen Stressreaktionen abzubauen (Lohaus et al., 2007, S. 143). Die überschüssige Energie wird wieder abgebaut und der Körper entspannt sich (ebd.). Ein zeitlicher Umfang von 2x20 Minuten körperlicher Aktivität in der Woche erfüllt diesen Zweck (ebd.). Die Sportart sollte sich das Kind selbst auswählen und der Spaß dabei im Vordergrund stehen. Kinder, die sich viel draußen aufhalten und mit Freunden dort toben und spielen,

erreichen dadurch den gleichen Effekt (Lohaus et al, 2007, S. 144). Spielerische Erfolgserlebnisse stärken das Selbstbewusstsein (ebd.). Kurze Unterbrechungen, z.B. wie ein Spaziergang mit dem Hund oder das Einschlagen auf einen Boxsack, der im Zimmer hängt, helfen ebenfalls, den Kopf wieder klarer zu bekommen (ebd.).

Hobbys:
Eigene Erfolgserlebnisse bekommen Kinder auch durch weitere Hobbys, außerhalb des Sports. Jedes Kind hat eigene Talente, also Fähigkeiten, die besser ausgeprägt sind als andere (Lohaus et al., 2007, S. 144f.). Dazu zählen: ein Musikinstrument spielen oder auch künstlerische, kreative Betätigungen (ebd.). Sie ermöglichen den Kindern, sich in diesen Bereichen vertiefte Fähigkeiten anzueignen, die das Selbstwertgefühl stärken (Domsch et al., 2016, S. 73).

Freunde:
Freundschaften zu Gleichaltrigen stellen eine wichtige soziale Ressource dar, um mit Belastungen besser umgehen zu können. Im Schulalter ist es für Kinder sehr wichtig, einen besten Freund oder eine beste Freundin zu haben (Lohaus et al., 2007, S. 145). Sie erzeugen ein positives Wohlbefinden und verleihen Sicherheit und Geborgenheit (ebd.). Freundschaften geben ein Gefühl der Zugehörigkeit und Orientierung. Darüber hinaus wird dadurch ermöglicht, Unterstützung einzufordern (ebd.).

6.3.4 Erholungsaktivitäten und Entspannung

Erholungsaktivitäten und Entspannungsverfahren gehören zu den emotionsregulierenden Strategien mit dem Ziel, Gefühle und deren körperliche Reaktion darauf kontrollieren zu können (Lohaus et al., 2007, S. 58). Entspannungsverfahren sind dabei die am häufigsten angewandten Strategien im Kindesalter (ebd., S. 59). Es muss jedoch nicht immer eine eingeübte Entspannungstechnik sein, die zur Erholung beiträgt. Kinder verfügen über ein großes Repertoire an alternativen Erholungsmöglichkeiten (ebd.). So kann der gezielte Einsatz von Spiel- und Erholungsphasen zu ähnlichen Ergebnissen führen (ebd.). Zu den Erholungsaktivitäten zählen z.B. Musik hören, selbst musizieren, lesen, alleine oder mit Freunden spielen, im Garten oder generell draußen spielen, sich aufs Bett legen, malen, basteln, sportliche Betätigung, fernsehen, faulenzen, spazieren oder bummeln gehen, Tagebuch und Briefe schreiben, mit dem Haustier spielen und vieles mehr (Hampel, Petermann, 2003, S. 268).

Entspannungsverfahren sollten dennoch bereits im Kindesalter gefördert werden, um eine Bewusstmachung zu erzielen. Deshalb wird auch im Geschwistermodul eine kurze Entspannungseinheit zum Kennenlernen eingeplant. Entspannungsverfahren sind jedoch nur dann wirksam, wenn es gelingt, diese in den Alltag der Kinder zu integrieren (Klein-Heßling, Lohaus 2012, S. 29-30). Dabei sind Schulungsangebote über einen längeren Zeitraum im Vorteil, weil die Entspannungsverfahren wiederholt eingeübt werden können. Das ist im Rahmen dieser Geschwisterschulung nicht gegeben. Im

Rahmen der Geschwisterschulung wird eine Atemübung vorgestellt, die *Piet-Atmung* oder eine Atemübung mit Phantasiegeschichte. Beide sind im Anhang näher beschrieben (Verein Programm Klasse 2000 e.V., 2013, S. 36.; Lohaus et al., 2007, S. 127). Atemübungen gehören zu den einfachen Entspannungsmethoden und helfen, in einer angespannten Situation sich zunächst zu beruhigen (Lohaus et al., 2007, S. 125). Durch die bewusste Atmung wird dem Körper eine Art Entwarnung gegeben (ebd.). Optional können weitere Entspannungsverfahren je nach Setting angewendet werden, wie z.B. die progressive Muskelrelaxation PMR für Kinder, Phantasiereisen und autogenes Training. Hinweise dazu finden sich im Anhang. Entspannungs- und Erholungsphasen helfen generell, Stress in Form von Ängsten und Sorgen abzubauen, neue Energie zu tanken und sich wieder wohl zu fühlen. Sie fördern die eigene Körperwahrnehmung und die Konzentrationsfähigkeit (Lohaus et al., 2007, S. 125). Seiffge-Krenke (2013, S. 45) schreibt, dass emotionszentrierte Bewältigungsstrategien verstärkt gefördert werden sollten, weil sie in Familien mit einem chronisch kranken Kind nur geringfügig zur Bewältigung eingesetzt würden.

Grundsätzlich sollten Bewältigungsstrategien individuell ausgewählt werden, da es keine Standardlösung gibt (Klein-Hessling, Lohaus 2012, S. 10). Weiter beschreiben Lohaus et al. (2007, S. 61), dass es sinnvoll sein kann verschiedene Strategien miteinander zu verknüpfen, um Belastungssituationen zu meistern.

6.4 Methodik und Didaktik

Um der Altersgruppe der Grundschulkinder gerecht zu werden, sollten grundlegende Aspekte des Lernens berücksichtigt werden. Sie werden im Folgenden näher ausgeführt und in der eigens für die Geschwisterschulung entwickelten Rahmengeschichte umgesetzt.

6.4.1 Lernen

Lernen ist ein selbstorganisiert ablaufender Aneignungsprozess des Individuums, der von dessen Vorwissen, Verarbeitungsprinzipien, Motivationen und Emotionen gesteuert wird (Arnold et al., 2003, S. 129). Das bedeutet, dass Rahmenbedingungen erforderlich sind, die diesen aktiven Aneignungsprozess ermöglichen und ein Trainerteam, das begleitend diesen Prozess unterstützt. Die Haltung des Trainerteams sollte wertschätzend, empathisch und kongruent sein, um eine vertrauensvolle Beziehung zu den Geschwisterkindern aufbauen zu können. Das Trainerteam ermutigt und motiviert die Kinder und hält sich mit Belehrungen zurück (Hardeland 2014, S. 64f.). Es unterstützt und begleitet die Kinder durch die Schulung. Inhalte können nicht vom Trainerteam auf das Individuum passiv übertragen werden, sondern müssen vom Individuum selbst konstruiert werden (Roth, 2009, S. 59). Folgende Prinzipien sind dabei hilfreich (Arnold et al., 2009, S. 190ff.):

- **Teilnehmerorientierung**
  Die Bedürfnisse, Interessen und Stärken der Kinder werden ebenso berücksichtigt wie deren Ideen und Ressourcen.

- **Handlungsorientierung**
  Den Kindern werden vielfältige Möglichkeiten angeboten, Erfahrungen zu sammeln. Die Angebote sprechen verschiedene Sinne an und berücksichtigen auf diese Weise unterschiedliche Lerneingangskanäle.
- **Kommunikation**
  Die Teilnehmenden sind untereinander im Kontakt, z.B. durch Kleingruppenarbeit und Kooperation.
- **Vorwissen einbeziehen**
  Die Konstruktion von neuen Erkenntnissen kann nur gelingen, wenn an vorhandenes Wissen angeknüpft werden kann. Die Kinder haben Gelegenheit zur Reflektion.
- **Positive Emotionen erzeugen**
  Die Lernumgebung sollte altersentsprechend und wertschätzend gestaltet sein, um den Kindern vielfältige positive Erfahrungen zu ermöglichen. Das erzeugt positive Emotionen, die mit den Erfahrungen abgespeichert werden und begünstigt den Lernprozess.
- **Transparenz und Partizipation**
  Die Kinder haben einen Überblick über die gesamte Geschwisterschulung. Sie verstehen den Ablauf und die Inhalte. Es gibt Freiraum und Möglichkeiten der individuellen Anpassung. Die Kinder können mitentscheiden und haben eine gewisse Wahlmöglichkeit innerhalb der vorgegebenen Struktur. Sie erfahren

dadurch die positiven Aspekte der Teilhabe und fördern ihre Entscheidungsfähigkeit.

- **Aufmerksamkeit erzielen**
  Eine wichtige Voraussetzung für das Lernen ist vorhandene und anhaltende Aufmerksamkeit, die durch Begeisterung hervorgerufen werden kann.
- **Wiederholungen ermöglichen**
  Durch Wiederholungen von Inhalten wird die Effektivität des Lernens gesteigert. Die Auseinandersetzung mit einem Thema sollte daher aus verschiedenen Perspektiven erfolgen.

Zusätzlich ist eine Kommunikation auf Augenhöhe hilfreich, die sich dem mentalen Alter des Kindes anpasst (Delfos, 2015, S. 84f.). Das bedeutet, dass die erwachsene Person sich zum Kind herunterbeugt und eine einfache Wortwahl nutzt. Die genannten Aspekte entsprechen auch dem Empowermentansatz und ermöglichen die Stärkung des Kohärenzgefühls. Die detaillierte Umsetzung wird im folgenden Kapitel und in Kapitel 7 geschildert.

6.4.2 Rahmengeschichte und Leitfigur

Die gesunden Geschwister von chronisch kranken Kindern haben eines gemeinsam: Sie haben eine kranke Schwester oder einen kranken Bruder. So gesehen, sitzen sie in einem Boot. Die Geschwisterschulung wird dieses Bild in der Geschichte aufgreifen, wodurch eine hohe Anschaulichkeit erreicht wird (Noeker, 2009, S. 245). Die teilnehmenden Kinder sitzen in einem Boot und fahren gemeinsam auf Entdeckungstour. Dabei werden sie von dem freundlichen und klugen Delfin Piet, einer Handpuppe, begleitet. Er führt das Boot mit den Kindern zu verschiedenen Inseln, auf denen es spannende Dinge zu entdecken gibt. Das Boot existiert dabei in der Fantasie. Für die Bootsfahrt ziehen die Kinder Schwimmwesten in Form von orangefarbenen Leibchen an, stellen sich hintereinander auf und halten sich mit ihren Händen an den Hüften des Vordermanns fest. Eine Trainerperson führt mit dem Delfin Piet die Gruppe an und gemeinsam bewegen sie sich im Raum, um zur nächsten Insel zu gelangen. Je nach Örtlichkeit kann dieser dabei auch gewechselt werden. Dieses Vorgehen symbolisiert die Zusammengehörigkeit und fördert die Kooperation, denn nur gemeinsam können sie die nächste Insel erreichen. Gleichzeitig findet Bewegung statt. Dabei können die Kinder bereits mitgestalten. Sie entscheiden, wie sich die Gruppe genau in dem Raum bewegt, um zur nächsten Insel zu gelangen. Ebenso haben sie Einfluss auf die Reihenfolge der Aufstellung. Eine Seekarte zeigt den Kindern, in welcher Reihenfolge die Inseln angesteuert werden. Dort werden die Schwimmwesten abgelegt und die Insel erkundet.

Der Delfin fungiert als Identifikationsfigur und stellt ein zusätzliches didaktisches Element dar (Petermann, Natzke, 2013, S. 49). Delfine sind sehr gesellige Tiere, leben in großen Gruppen und haben soziale Eigenschaften. Sie gelten als äußerst intelligent und sind exzellente Schwimmer (Petzsch, 2000, S. 254ff.) Diese Eigenschaften begründen die Wahl des Delfins. Als schneller und geschickter Schwimmer, kann er die Anforderungen seines Alltags gut bewältigen. Durch sein soziales Netz kann er auf Ressourcen zurückgreifen, die ihm in besonderen Situationen Unterstützung bieten. Seine Intelligenz erlaubt es, dass die Tiere miteinander kommunizieren können. Das entspricht im übertragenen Sinne der Kommunikation und Zusammengehörigkeit innerhalb der Familie. Die Welt ist für ihn verstehbar, handhabbar und bedeutsam. So nimmt der Delfin mit seinem hohen Kohärenzgefühl eine Vorbildfunktion ein und dient als Experte. Grundsätzlich erhöhen Handpuppen die Aufmerksamkeit der Kinder und motivieren zur Mitarbeit (Petermann, Natzke 2013, S. 49).

Im imaginären Boot befindet sich ein realer Koffer, der mit auf Reisen geht. Dieser Koffer symbolisiert die Erkrankung der kranken Geschwister und ist immer dabei. Auf den entsprechenden Inseln werden Aspekte erarbeitet, die zum einen den Koffer erschweren, im Sinne der möglichen Belastungen, und zum anderen ihn wieder entlasten können durch einsetzbare Ressourcen. Die Belastungen werden symbolisch durch Steine dargestellt, die in den Koffer gelegt werden. Die entlastenden Ressourcen werden durch ausgeschnittene Moderationskarten in Luftballonform symbolisiert, die an den Koffer geklebt werden. Da der Koffer mit auf Reisen geht, sind die Kinder gefordert, dafür zu sorgen, dass dieser auch an Bord bleibt. Sie müssen sich also absprechen, wer den Koffer trägt oder zieht und dabei aufpassen, nicht selbst den Anschluss an die Gruppe zu verlieren.

Die teilnehmenden Kinder erhalten zu Beginn einen *Reisepass* und eine *Stark und Fit - Mappe* ausgehändigt. Der *Reisepass* wird auf jeder Insel abgestempelt, wenn diese erfolgreich erkundet worden ist. In die *Stark und Fit - Mappe* werden auf jeder Insel wichtige Schätze in Form von Arbeitsblättern abgeheftet. Beides motiviert die Kinder zur Mitarbeit und lässt sie aufmerksam sein.

Jede Insel wird durch ein großes Plakat symbolisiert. Nachdem die Kinder ihre Schwimmwesten abgelegt haben, wird anhand des Plakates das jeweilige Inselthema vorgestellt und spielerisch erarbeitet. Für jede Insel werden verschiedene Möglichkeiten angeboten, das Thema zu bearbeiten. Je nach Anzahl der teilnehmenden Kinder und deren Entwicklungsstand kann das Trainerteam entsprechende Möglichkeiten auswählen und auch die Kinder können individuell entscheiden, wie sie die Aufgaben lösen möchten. Nach erfolgreicher Entdeckungstour auf der Insel, bekommen die Kinder einen Stempel in ihren Pass, ziehen die Schwimmwesten wieder an und fahren zur nächsten Insel. Delfin Piet begleitet die Kinder jeweils und unterstützt sie bei der Lösung der Aufgaben.

Wenn alle Inseln erkundet wurden, sind die Geschwisterkinder *Stark und Fit* und *gute Schwimmer*. Die Reisepässe sind abgestempelt und die Reisemappen mit wertvollen Schätzen gefüllt, auf die sie jederzeit zurückgreifen können. Der Koffer wird von vielen Luftballons entlastet.

Es sei darauf hingewiesen, dass die Ideen des Koffers, der Steine und Luftballons aus dem bisher unveröffentlichten Manuskript des ISPA und des Bundesverbandes Bunter Kreis e.V. stammen, das zur Konzeption der Geschwisterschulung zur Verfügung stand. Die Einbettung in die dargestellte Geschichte jedoch ist Teil der vorliegenden Arbeit.

Im Folgenden werden die jeweiligen Inseln mit den entsprechenden Aufgaben vorgestellt.

7 Inselwelt - Lerneinheit „Und ich?“

Die Inhalte der Geschwisterschulung sind themenbezogen verschiedenen Inseln zugeordnet worden. Auf der Sonnen-Insel beginnt und endet die Entdeckungstour. Zu Beginn findet dort die Begrüßung statt. Es folgen die Wolken-, Asthma- und Regenbogen-Insel sowie abschließend wieder die Sonnen-Insel. Die Inhalte der Lerneinheit „Und ich?“ sind der Wolken-, Regenbogen- und abschließenden Sonnen-Insel zugeordnet worden. Nachstehend werden die einzelnen Inseln beschrieben. Die detaillierten Ausarbeitungen mit Lernzielen, Ablauf und Methodik und dazugehörigen Dialogvorschlägen finden sich im Anhang mit einem Schwerpunkt auf die Inseln der Lerneinheit „Und ich?“. Des Weiteren sind dort der Stundenverlaufsplan, Vorlagen für die Inselplakate, Arbeitsblätter und Dokumente sowie Vorschläge für alternative Methoden hinterlegt.

Die Fähigkeit, Probleme strukturiert lösen zu können, ist eine Lebenskompetenz, deren Entwicklung durch die Schulung gefördert werden soll. Der Problemlöseprozess gilt als übergeordnete Form der Stressbewältigung, unter der sich viele andere Bewältigungsstrategien integrieren lassen (Lohaus et al., 2007, S. 65). Aus diesen Gründen ist die Inselwelt nach diesem Prozess strukturiert, wodurch die Kinder unterstützt werden, sich diese Fähigkeit zur Lösung von Belastungen anzueignen. Der Problemlöseprozess besteht aus mehreren Schritten, die sowohl in den jeweiligen Inselkapiteln beschrieben sind als auch in der folgenden selbst erstellten Tabelle.

Tabelle 1: Übersicht Inselwelt (eigener Entwurf)

	Unterrichts-phase	***Kohärenz-gefühl***	***Problemlöse-prozess***	***Themen***	***Inselwelt***	*Inhalt*
1.	**Einstieg**	**Versteh-barkeit**	**Problem-definition Ist-Zustand**		**Sonnen-Insel**	Begrüßung „Wir sitzen alle in einem Boot“ Einführung in die Rahmengeschichte
	Erarbeitung			**Lerneinheit „Und ich?“**	**Wolken-Insel**	Gefühle, Belastungssituationen wahrnehmen
				krankheits-spezifisch	**Asthma-Insel**	Aspekte der Erkrankung
2.			**Soll-Zustand**	**Lerneinheit „Und ich?“**	**Regenbogen-Insel**	Ziele formulieren
3.		**Handhab-barkeit**	**Lösungssu-che**	**Lerneinheit „Und ich?“**	**Regenbogen-Insel**	Maßnahmen zur Lösung finden
				Lerneinheit „Und ich?“	**Regenbogen-Insel**	Entspannung kennenlernen
4.	**Ergebnis-sicherung**	**Sinnhaf-tig-keit/**	**Entscheidung**	**Lerneinheit „Und ich?“**	**Sonnen-Insel**	Persönliche Strategien auswählen „Mein Koffer“
5.			**Erprobung / Durchführung**		**Sonnen-Insel zuhause**	Rollenspiel ggf. durchführen oder Tagebuch einführen
6.			**Bewertung der Lösung**		**Sonnen-Insel zuhause**	Rollenspiel auswerten Tagebuch besprechen

7.1 Sonnen-Insel

Auf dieser Insel beginnt und endet die Geschwisterschulung. Am Anfang finden dort die Begrüßung und das gegenseitige Kennenlernen statt. Die Begrüßung sollte für diese Altersgruppe gemeinsam mit Kindern und Eltern stattfinden, damit die Kinder leichter Vertrauen zu den Trainern aufbauen können.

Dieser Teil der Schulung gehört zum ersten Schritt des Problemlöseprozesses und beschreibt den Ist-Zustand. Die Geschwister erkennen, dass sie mit ihrer besonderen Situation nicht alleine sind. Das Inselplakat beinhaltet den Namen der Geschwisterschulung und bildet den Delfin Piet mit einem sonnigen Willkommensgruß ab. Die Beschreibung der Sonnen-Insel zum Ende der Geschwisterschulung erfolgt in Kapitel 7.5.

7.2 Wolkeninsel

Diese Insel thematisiert Situationen, die im Zusammenhang mit einem chronisch kranken Geschwisterkind entstehen können und den daraus resultierenden Gefühlen. Dabei können sowohl Überforderungssituationen mit unangenehmen Gefühlen als auch entspannte Situationen mit angenehmen Gefühlen genannt werden. So unterschiedlich wie die Wolken am Himmel, sind auch die Situationen mit einem chronisch kranken Geschwisterkind zuhause. Mal heiter bis wolkig und an manchen Tagen bewölkt oder durchaus auch mal regnerisch. Das Ziel ist, die Wahrnehmung der Kinder für die Situationen insgesamt zu schulen und ihnen aufzuzeigen, dass es sowohl entspannte als auch belastende Momente im Hinblick auf die kranken Geschwister gibt. Sie verstehen, dass sie mit dieser Situation nicht alleine sind und unangenehme Gefühle erlaubt und okay sind (Spilger et al., 2015, S. 92). Der mitreisende Koffer wird symbolisch mit Steinen gefüllt. Sie geben Situationen wieder, in denen sich die gesunden Geschwister insgesamt belastet und unwohl fühlen.

Die Inhalte der Wolken-Insel ergänzen den Ist-Zustand und gehören ebenso zum 1. Schritt des Problemlösungsprozesses. Das Inselplakat zeigt neben dem Delfin Piet Seesterne mit unterschiedlichen Gefühlen.

7.3 Asthma-Insel

Je nach Indikation ändert sich der Name dieser Insel und verdeutlicht damit dessen Inhalt. Die Geschwister lernen auf dieser Insel die Erkrankung ihrer kranken Schwestern und Brüder näher kennen und welche Bedeutung diese für die gesunden Geschwister hat. Beispielhaft werden grob die Inhalte zur Indikation Asthma bronchiale im Anhang vorgestellt. Das Inselplakat der Asthma-Insel zeigt zwei Kinder mit einer sichtbaren Lunge und Pollen als mögliche Auslöser. Diese Insel gehört ebenfalls zum 1. Schritt des Problemlöseprozesses und vollendet die Darstellung des Ist-Zustandes.

7.4 Regenbogen-Insel

Auf der Regenbogen-Insel haben die Kinder die Möglichkeit, sowohl ihre Wünsche und Bedürfnisse zu äußern als auch Lösungsmöglichkeiten zur Erfüllung der Wünsche sowie zur Bewältigung der belastenden Situationen zu finden. Es wird nach den Stärken und Ressourcen der Kinder gesucht, die den inzwischen recht schwer gewordenen Koffer wieder entlasten können und in Form von Luftballon-Karten dargestellt werden. Dabei steht der Regenbogen für Hoffnung, Aufbruch und Vielfalt. Auch wenn der Himmel mal wolkig und regnerisch ist, entsteht irgendwo eine Lücke und die Sonne zaubert einen Regenbogen an den Himmel. Lösungsmöglichkeiten entstehen. Diese Hoffnung auf einen Regenbogen motiviert die Kinder zur Suche nach Lösungsmöglichkeiten für ihre belastenden Situationen. Ebenso wird die Vielfalt der Lösungsmöglichkeiten dadurch symbolisiert. Entspannungsverfahren werden den Kindern vorgestellt, die als eine Bewältigungsstrategie genutzt werden können.

Die Inhalte dieser Insel entsprechen den Schritten zwei und drei des Problemlösungsprozesses. Es werden Ziele formuliert und Maßnahmen gesucht. Das Inselplakat zeigt einen Regenbogen, Luftballons und einen entspannten Delfin.

7.5 Sonnen-Insel

Am Ende der Geschwisterschulung erfolgt auf der Sonnen-Insel die Umsetzung auf die individuelle Situation zuhause. Es entspricht dem vierten Schritt des Problemlösungsprozesses, der Entscheidungsfindung. Die Kinder bekommen einen kleinen Koffer überreicht, den sie äußerlich selbst gestalten können. Gefüllt wird der Koffer mit individuell geeigneten Bewältigungsstrategien, die auf den anderen Inseln besprochen wurden. Der Koffer dient als Anker bzw. Ressource. Die Kinder nehmen ihn mit nach Hause und können ihn an einem wichtigen Ort aufbewahren, so dass sie jederzeit Zugriff darauf haben und nachlesen können. Auf diesem Weg kann der Transfer in den Alltag der Kinder gelingen. Optional kann dazu ein Rollenspiel durchgeführt werden. Beides entspricht dem 5. Schritt des Problemlöseprozesses, der Erprobung und Durchführung.

Die Wünsche an die Eltern werden ggf. aktualisiert und ihren Eltern in der anschließenden gemeinsamen Abschlussrunde präsentiert. Dort erhalten die Kinder eine Teilnehmerurkunde und ggf. ein kleines Geschenk für die erfolgreiche Mitarbeit überreicht. Die gesunden Geschwister sind nun *Stark und Fit.*

8 Diskussion

Gegenstand dieser Arbeit ist die inhaltliche und methodisch-didaktische Konzeption der Lerneinheit „Und ich?“ für die Altersgruppe der Grundschulkinder im Rahmen des Forschungsprojektes KomPaS. Es beinhaltet die Entwicklung und Erprobung eines Geschwistermoduls im modularen Schulungsprogramm ModuS für gesunde Geschwister von chronisch-somatisch kranken Kindern. Das Ziel ist die Lebensqualität der gesunden Geschwisterkinder zu verbessern und deren Bewältigungsstrategien weiter auszubauen und zu fördern. Dabei handelt es sich um ein niederschwelliges und kurz strukturiertes Angebot, das einen gesundheitsförderlichen und primär präventiven Ansatz verfolgt.

Für diese Arbeit haben sich daraus die Fragen ergeben, welche Inhalte für die Lerneinheit „Und ich?“ relevant sind und wie die Lerneinheit methodisch-didaktisch konzipiert sein muss, um sowohl der Altersgruppe der Grundschulkinder gerecht zu werden als auch den zeitlichen Vorgaben von acht Unterrichtseinheiten zu entsprechen.

8.1 Auswahl der theoretischen Konzepte

Als übergeordnete Rahmentheorie wurde die Salutogenese ausgewählt. Deren Kernelemente, das Kohärenzgefühl, die generalisierten Widerstandsressourcen und die Stressoren, begründen die Inhalte und auch die methodisch-didaktische

Vorgehensweise für die Lerneinheit „Und ich?“. Beides wird im Folgenden näher erläutert.

Vielen Geschwisterschulungsangeboten und Programmen zur Stressbewältigung liegen das Konzept der Resilienz, das Risiko- und Schutzfaktorenmodell zu Grunde und das Stresskonzept nach Lazarus sowie das Konzept der Selbstwirksamkeit (Spilger et al., 2015, S. 16ff.; Kowalewski et al., 2014, S. 19ff.; Hampel, Petermann, 2003, S. 7ff.). Um aber den gesundheitsförderlichen Aspekt verstärkt zu berücksichtigen und gleichzeitig das methodisch-didaktische Vorgehen zu begründen, wurde das Konzept der Salutogenese gewählt, zumal es auch als Stressbewältigungsprogramm bezeichnet wird und Parallelen zu den anderen genannten Konzepten aufweist (Reimann, Hammelstein, 2006, S. 17). So ähneln die generalisierten Widerstandsressourcen dem Risikofaktoren- und Schutzfaktorenmodell und die Komponenten des Kohärenzgefühls dem resilienten Ansatz (ebd., S. 14). Die Selbstwirksamkeit, als subjektive Überzeugung, findet sich als personale Ressource in den generalisierten Widerstandsressourcen der Salutogenese wieder und nimmt Einfluss auf die Sinnhaftigkeit des Kohärenzgefühls als motivationale Komponente (Faltermaier, Wihofszky, 2012, S. 104; Klemperer, 2010, S. 126).

Als weiterer theoretischer Ansatz ist das Konzept der Lebenskompetenzen berücksichtigt worden. Lebenskompetenzen sind persönliche Kompetenzen, die die Bewältigung von Alltagsbelastungen fördern (Bühler, Heppekausen, 2005, S. 3). Sie können als generalisierte Widerstandsressourcen angesehen werden (Bühler, Heppekausen, 2005, S. 19). Einerseits ist für die Nutzung der Ressourcen das Kohärenzgefühl notwendig, anderseits wird es bei positiver Bewältigung der Anforderungen weiter gestärkt (ebd.). Wegen der zeitlichen Beschränkung auf acht Unterrichtseinheiten wurden von den insgesamt 10 Lebenskompetenzen die folgenden vier ausgewählt, deren Förderung im Rahmen der Geschwisterschulung vorrangig angestrebt wird: Die *Bewältigung von Gefühlen und Stress*, das *erfolgreiche Lösen von Problemen*, die *Wahrnehmung der eigenen Stärken und Wünsche* und die *Entscheidungskompetenz*.

Die Gesundheitskompetenz, deren Konzept ebenfalls für die Lerneinheit „Und ich?“ Berücksichtigung fand, wird durch die Förderung der Lebenskompetenzen und des Kohärenzgefühls gestärkt.

Weitere theoretische Konzepte, wie z.B. die Pflegetheorie der Familien- und umweltbezogenen Pflege von Marie-Luise Friedemann, können durch den systemischen Bezug ebenfalls gute Ansätze liefern (Friedemann, Köhlen, 2010, S. 22). Die Nutzung für diese Arbeit hätte jedoch den Rahmen überschritten und wurde daher nicht näher verfolgt. Sie könnte für die parallel stattfindende Elternschulung eine gute Grundlage liefern.

8.2 Auswahl der Inhalte

Die erforderlichen Inhalte dieser Lerneinheit und die Auswahl der theoretischen Konzepte sind durch die Literaturanalyse ermittelt worden, zusätzlich auch durch die Auswertung von

Familieninterviews und der Ergebnisse zweier Expertenworkshops.

Da die Unterdrückung von Gefühlen und eigener Bedürfnisse sowie der soziale Rückzug zu Belastungsfaktoren für die gesunden Geschwisterkinder werden können und das Risiko internalisierender Verhaltensprobleme sich dadurch erhöht, wurden die Themen Gefühle, die Wahrnehmung eigener Gefühle und die Zuordnung auslösender Situationen in die Lerneinheit integriert (Tröster, 2013, S. 106ff.). Entwicklungspsychologisch können Kinder im Grundschulalter Gefühle deuten und auslösenden Situationen zuordnen (Papastefanou, 2009, S. 45). Sozialer Rückzug durch eingeschränktere Aktivitäten mit Gleichaltrigen kann zudem dazu führen, dass die Entwicklungsaufgaben der Grundschulkinder nicht zufriedenstellend erfüllt werden und u.U. zu einem weiteren Belastungsfaktor führen. Für ein positives Wohlbefinden ist die Bewältigung der Entwicklungsaufgaben erforderlich (Pfeiffer, Pinquart, 2013, S. 69). Die familiären Belastungssituationen stellen aus salutogenetischer Sicht Stressoren dar, die einen Spannungszustand erzeugen. Daraus lassen sich Wünsche ableiten, die die Bedürfnisse der Kinder wiederspiegeln. Dafür soll ein Bewusstsein geschaffen werden und bildet den Einstieg in erforderliche Bewältigungsstrategien zur Lösung des Spannungszustands. Der Austausch in der Gruppe fördert dabei die Wahrnehmung der Gefühle und der dazugehörigen Situationen und insgesamt das Zusammengehörigkeitsgefühl. Wichtig ist die Wahrnehmung von angenehmen Gefühlen und Situationen mit dem kranken Geschwister, um die Ressourcen, die sich daraus ergeben, ins Bewusstsein zu bringen.

Bewältigungsstrategien, die sich für Kinder im Grundschulalter eignen, sind inhaltlich in die Lerneinheit „Und ich?“ mit aufgenommen worden. Bereits existierende Schulungsprogramme für gesunde Geschwister und für Grundschulkinder zur Stressbewältigung und Förderung der Lebenskompetenzen wurden dafür herangezogen. Da sich fast alle Programme über mehrere Termine und Wochen erstrecken, lag die Schwierigkeit darin, Inhalte und auch Methoden auszuwählen, die sich für ein kurz strukturiertes Angebot von acht Unterrichtseinheiten eignen. So liegt ein Schwerpunkt auf den Erholungsaktivitäten der Kinder, die zum einen Entspannungscharakter haben und ablenken und zum anderen die Stärken der Kinder kennzeichnen (Lohaus et al., 2007, S. 58, 143; Domsch et al., 2016, S. 72). Die Bedeutsamkeit der Stärken wird insgesamt betont und dient als wichtige Ressource (ebd.). Die Möglichkeit, sich vertiefte Fähigkeiten anzueignen, z.B. durch das Spielen eines Musikinstrumentes, stärkt das Selbstwertgefühl, das sich positiv für die besondere Situation der gesunden Geschwister auswirkt (Domsch et al., 2016, S. 73). Die Anforderungen werden eher als Herausforderung angesehen. Als übergeordnete Form der Stressbewältigung gilt der Problemlöseprozess, wonach die Inselwelt der Geschwisterschulung strukturiert wurde (Lohaus et al., 2007, S. 65). Die Kinder lernen modellhaft, diese Strategie dadurch kennen.

Aus zeitlichen Gründen wurde auf umfangreichere Entspannungsverfahren verzichtet, ebenso auf die Einführung von positiven Selbstinstruktionen (Lohaus et al., 2007, S. 149). Die soziale Unterstützung als Bewältigungsstrategie hingegen ist elementar und inhaltlich verankert (ebd., S. 56f.). Insgesamt werden durch diese Inhalte die ausgewählten Lebenskompetenzen *Bewältigung von Gefühlen und Stress* und die *Wahrnehmung der eigenen Stärke und Wünsche* gefördert.

Mangelnde Informationen über die Erkrankung und der erforderlichen therapeutischen Maßnahmen begünstigen unangenehme Gefühle. Das begründet die Vermittlung krankheitsspezifischer Aspekte in der Geschwisterschulung, die als Grobkonzept entwickelt wurden (Staub, Flury, 2014, S. 67; Lohaus, 2013, S. 24). Dadurch wird auch die Gesundheitskompetenz gefördert. Irrationale Vorstellungen über die Entstehung der Erkrankung werden auf diesem Weg richtig gestellt (Lohaus, 2013, S. 24). Die Kinder entwickeln ein Verständnis für die Situation.

Das Kohärenzgefühl, bestehend aus den Teilkomponenten *Verstehbarkeit, Handhabbarkeit* und *Sinnhaftigkeit*, wird durch die Auswahl dieser Inhalte positiv beeinflusst (Reimann, Hammelstein, 2006, S. 16; Klemperer, 2010, S. 125ff.). Es ist die Basis der Gesunderhaltung (Reimann, Hammelstein, 2006, S. 15). Bewältigungsstrategien, nach Antonovsky generalisierte Widerstandsressourcen, werden reaktiviert sowie neu entdeckt und machen die Situationen *handhabbarer* (Reimann, Hammelstein, 2006, S. 14ff.; Klemperer, 2010, S. 125f.). Durch die Wahrnehmung der individuellen Situationen im Zusammenhang mit dem kranken Geschwisterkind und den daraus resultierenden Gefühlen, sind die Anforderungen in Bezug auf die Erkrankung nun leichter nachvollziehbarer und lassen die gesunden Kinder ihre Welt leichter *verstehen*. Ebenso kann dadurch ermöglicht werden, dass die gesunden Geschwister gerne geeignete Tätigkeiten übernehmen können, da sie jetzt ein Verständnis dafür haben und einen *Sinn* darin sehen. Die *Sinnhaftigkeit* wird zudem durch die methodisch-didaktische Vorgehensweise gefördert, da die Kinder Teilhabe erfahren und in Entscheidungsprozesse mit einbezogen werden (Hartung, 2012, S. 70). Die Förderung der beschriebenen Lebenskompetenzen und der Gesundheitskompetenz stärkt das Kohärenzgefühl darüber hinaus (Bühler, Heppekausen, 2005, S. 19).

Die Auswertung der von der Autorin durchgeführten sieben Familieninterviews bestätigen die genannten Inhalte. Danach fanden alle Familien die kindgerechte Aufklärung zur Erkrankung des Geschwisterkindes notwendig, ebenso den Austausch mit anderen Geschwisterkindern und die emotionale Stärkung der Kinder. Der Spaßfaktor für die gesunden Geschwister war demnach gleichbedeutend mit dem Aufbau von Stressmanagementfähigkeiten und anderer Kompetenzen, um mit Belastungen besser umgehen zu können. Die Auswertung der von anderen Interviewern geführten Familienbefragungen lag zum Zeitpunkt der Entwicklung der Lerneinheit noch nicht vor. Im Rahmen der stattgefundenen Expertenworkshops wurde den Inhalten zugestimmt.

8.3 Auswahl der Methodik und Didaktik

Für die methodisch-didaktische Entwicklung ist eine Rahmengeschichte mit einem Delfin als Leitfigur entwickelt worden. Dadurch werden eine altersgerechte Umsetzung der Inhalte gewährleistet und die positiven Aspekte des Lernens berücksichtigt (Petermann, Natzke, 2013, S. 49). Es wird eine hohe Anschaulichkeit erreicht, die dem Entwicklungsalter der Grundschulkinder entspricht (Noeker, 2009, S. 245). Die Inhalte sind dabei thematisch Inseln zugeordnet worden, die von den Kindern in einem imaginären Boot angesteuert werden. Die Kinder fahren auf Entdeckungstour und werden von dem Delfin begleitet. Dabei handelt es sich um ein erlebnisorientiertes Element, das begeistert und Aufmerksamkeit erzeugt (Ernst, Szczepanski, 2015, S. 34f.). Die Bootstour fördert zudem die Zusammengehörigkeit und die Kooperation und stärkt auf diese Weise deren Kohärenzgefühl.

Es ist erkannt worden, dass sich die methodisch-didaktische Konzeption nicht ausschließlich auf eine Lerneinheit beschränken lässt und umfasst daher die gesamte Geschwisterschulung einschließlich der krankheitsspezifischen und krankheitsunspezifischen Lerneinheiten sowie der Begrüßung. Die detaillierte Ausformulierung mit Dialogvorschlägen beschränkt sich hier auf die Lerneinheit „Und ich?“. Zusätzlich stehen Inselplakate und Arbeitsblätter zur Visualisierung und Vertiefung zur Verfügung. Weitere motivierende Elemente sind ein *Reisepass* und eine *Stark- und Fit Mappe* für jedes Kind. Durch die Metapher des Koffers und der Luftballons werden die Belastungen und Ressourcen ebenfalls visualisiert dargestellt und sind leichter zu verstehen. Diese methodisch-didaktischen Elemente entsprechen den Vorgaben des modularen Schulungsprogrammen ModuS und sind für das Grundschulalter geeignet, da es die Aufmerksamkeit der Kinder hält und die Motivation zur Mitarbeit fördert (Ernst, Szczepanski, 2015, S. 34f.). In den Ausarbeitungen findet sich eine zweite Metapher, die Bezug zu den Inselnamen nimmt und den Charakter des Wetters wiederspiegelt. Für die Altersgruppe der Grundschulkinder könnte diese Doppelung Verwirrung erzeugen. Das Trainerteam hat die Kompetenz und die Aufgabe, in Abhängigkeit der Gruppenkonstellation, zu entscheiden welche Vorgehensweise erfolgversprechend erscheint.

Die Lebenskompetenz, Probleme erfolgreich lösen zu können, ist zugleich eine übergeordnete Bewältigungsstrategie (Lohaus et al., 2007, S. 65). Zu deren Förderung wurde die Struktur der Geschwisterschulung nach dem Problemlöseprozess gestaltet, damit die Kinder diese Vorgehensweise direkt erleben. Es bleibt abzuwarten, ob das bei dieser Form der kurz strukturierten Geschwisterschulung gelingt.

Durch die transparente Struktur, das gesundheitsförderliche Lernklima und die wertschätzende Haltung des Trainerteams, im Sinne des Empowermentansatzes, werden die Entscheidungsfindung der Kinder und die Fähigkeit zu kommunizieren gefördert. Sie partizipieren, können viele Entscheidungen während der Schulung treffen und reflektieren ihre eigene Situation (Ernst, Szczepanski, 2015, S. 34f.). Dadurch können die Lebenskompetenzen, die Gesundheitskompetenz und das Kohärenzgefühl positiv beeinflusst werden. Die

Kinder lernen modellhaft die Vorteile dieses Ansatzes kennen. Für die Grundschulkinder ist der Spiel- und Spaßfaktor maßgeblich und sollte bei der Vermittlung und Erschließung der Inhalte im Vordergrund stehen (Ernst, Szczepanski, 2015, S. 34f.; Lohaus et al., 2007, S. 144). Darüber stellen sich Erfolgserlebnisse ein, die das Selbstbewusstsein positiv beeinflussen (Lohaus et al., 2007, S. 144). Die Konzeption ist daher offen gestaltet und lässt viel Spielraum, um individuell entscheiden zu können, welche Methoden sinnvoll erscheinen, auch um Über- und Unterforderungen zu vermeiden (BZgA, 2001, S. 31). Deshalb wurden alternative Methoden beschrieben, jedoch auf eine festgelegte Struktur verzichtet.

8.4 Auswahl des Forschungsdesigns

Die Auswertung der im Rahmen des Forschungsprojektes von KomPaS durchgeführten Familieninterviews zu den Wünschen an eine Geschwisterschulung, lag zum Zeitpunkt der Entwicklung der Lerneinheit „Und ich?“ noch nicht vollständig vor. Deshalb konnte nur auf die von der Autorin selbst geführten sieben Interviews zurückgegriffen werden, deren Auswertung nicht repräsentativ ist. Durch die Expertenworkshops wurde die Wahl der Inhalte und methodisch-didaktischen Vorgehensweise bestätigt, die zeitliche Abfolge wurde jedoch angepasst. Die krankheitsspezifische Lerneinheit wurde nach hinten verlegt, um die gesunden Geschwister nicht sofort zu Beginn mit der Auseinandersetzung der Erkrankung ihrer Geschwister zu konfrontieren und diese in den Mittelpunkt zu stellen.

Gemäß Literaturanalyse wurden bezüglich der Inhalte und methodisch-didaktischer Aspekte ausschließlich bereits evaluierte Programme ausgewählt und Studien, die sich auch auf Geschwister von chronisch-somatisch kranke Kinder beziehen. Das unveröffentlichte Grobkonzept des ISPA und des Bundesverbandes Bunter Kreis e.V. zur Schulung von Geschwistern eines chronisch-somatisch kranken Kindes für 6-12Jährige lag zur Nutzung vor. Daraus ist die Visualisierung der Belastungen und Ressourcen durch den Koffer und die Luftballons übernommen worden.

So sind relevante Inhalte ermittelt und eine methodische-didaktische Konzeption für die Lerneinheit „Und ich?“ entwickelt worden, die der Altersgruppe der Grundschulkinder gerecht werden kann und dem Anspruch eines niederschwelligen Angebotes von acht Unterrichtseinheiten genügt.

9 Schlussfolgerungen und Ausblick

Gesunde Geschwister von chronisch-somatisch kranken Kindern haben ein erhöhtes Risiko, internalisierende Verhaltensprobleme zu entwickeln. (Vermaes et al., 2012, S. 173; Tröster, 2013, S. 106ff.). Sie leben in ihren Familien mit dem kranken Kind und sind den hohen Anforderungen in unterschiedlichem Ausmaß ausgesetzt. Schulungsprogramme für kranke Kinder und deren Eltern existieren bereits zu vielen verschiedenen chronischen Erkrankungen (Ernst, Szczepanski, 2015, S. 4 ff.; Lohaus, Heinrichs, 2013, S.27f.). Damit auch die gesunden Geschwisterkinder Unterstützung erfahren, entwickelt und erprobt das Kompetenznetzwerk Patientenschulung im Kindes und Jugendalter e.V. KomPaS im Rahmen eines Forschungsprojektes eine kurz strukturierte Geschwisterschulung. Sie entsteht im modularen Schulungsprogramm ModuS für 6-12jährige gesunde Geschwister von chronisch-somatisch kranken Kindern und deren Eltern (Ernst, 2016, S. 3). Innerhalb dieses Forschungsprojektes wurde in der vorliegenden Arbeit die Lerneinheit „Und ich?" für die Altersgruppe der Grundschulkinder inhaltlich sowie methodisch-didaktisch konzipiert und liegt nun vor. Mit deren Anwendung wird das Ziel verfolgt, die gesunden Geschwisterkinder zu stärken. Das Kohärenzgefühl soll positiv beeinflusst werden, damit die Kinder im Sinne von Aaron Antonovsky *gute Schwimmer* werden (BZgA, 2001, S. 141; Bengel et al., 2001, S. 146). Sie können ihre Entwicklungsaufgaben bewältigen, sehen die zusätzlichen Anforderungen als zu bewältigende Herausforderungen an, für die sie Bewältigungsstrategien einsetzen können und fühlen sich wohl. Ihre Lebensqualität ist verbessert. Nach Antonovsky bewegen sie sich auf dem Gesundheits-Krankheits-Kontinuum mehr in Richtung Gesundheitspol.

Inwieweit die Ziele tatsächlich erreicht werden können, wird die Durchführung zeigen. Die Erprobung der gesamten Konzeption der Geschwisterschulung erfolgt im Rahmen des Forschungsprojektes von KomPaS bundesweit zu unterschiedlichen Indikationen und wird im Oktober 2016 beginnen. Die Erkenntnisse daraus werden ausgewertet und fließen in die endgültige Fassung des Curriculums mit ein.

Nach dem Motto: „Das Kind ist nicht alleine krank“. (Rohde, 2008, S. 18f.), steht den betroffenen Familien dann ein weiteres Unterstützungsangebot zur Verfügung, um die Krankheitsbewältigung aller Familienmitglieder zu fördern, insbesondere den gesunden Geschwisterkindern.

10 Literatur

Achilles I. (2013). „…um mich kümmert sich keiner!“ Die Situation der Geschwister behinderter und chronisch kranker Kinder. Mit einem Geleitwort von Waltraud Hackenberg. 5. aktual. Auflage. München: Reinhardt.

AGAS Arbeitsgemeinschaft Asthmaschulung im Kindes- und Jugendalter e.V. (2013). Qualitätsmanagement in der Asthmaschulung von Kindern und Jugendlichen. 4. vollständig neu bearb. und erweit. Auflage. Wangen im Allgäu. iKuh.

Ahrens-Eipper S., Leplow B., Nelius K. (2010). Mutig werden mit Til Tiger. Ein Trainingsprogramm für sozial unsichere Kinder. 2. erweit. Auflage. Göttingen, Bern: Hogrefe.

Altgeld T., Kolip P. (2014). Konzepte und Strategien der Gesundheitsförderung. In: Hurrelmann K., Klotz T., Haisch J. (Hrsg.) (2014). Lehrbuch Prävention und Gesundheitsförderung. 4. vollständig überarb. Auflage. Bern: Huber.

Arnold M. (2009). Brain-based Learning and Teaching – Prinzipien und Elemente. In: Herrmann U. (Hrsg.) (2009). Neurodidaktik. Grundlagen und Vorschläge für gehirngerechtes Lehren und Lernen. 2. Auflage. Weinheim und Basel: Beltz.

Arnold R., Gómez Tutor C., Kammerer J. (2003). Die Entwicklung von Selbstlernkompetenz – eine didaktische Herausforderung. In: Witthaus U., Wittwer W., Espe C.(Hrsg.). Selbst gesteuertes Lernen. Theoretische und praktische Zugänge. Bielefeld: Bertelsmann, S. 129-144.

Bengel J., Strittmatter R., Willmann H. (2001). Was erhält Menschen gesund? Antonovskys Modell der Salutogenese – Diskussionsstand und Stellenwert. Erweit. Auflage. Band 6. Bundeszentrale für gesundheitliche Aufklärung. Köln.

Berdel, J. Forster, M. Gappa, D. Kiosz, W. Leupold, D. Pfeiffer-Kascha, E. Rietschel, A. Schuster, H. Sitter, T. Spindler, W. Wahlen (2015). S2-Leitlinie der Gesellschaft für Pädiatrische Pneumologie (GPP), der Gesellschaft für Pädiatrische Allergologie und Umweltmedizin (GPA), der Arbeitsgemeinschaft Asthmaschulung im Kindes- und Jugendalter (AGAS) und der Gesellschaft für Pädiatrische Rehabilitation. Asthma bronchiale im Kindes- und Jugendalter. Zugriff am 10.07. 2016 auf: http://www.gpau.de/fileadmin/user_upload/GPA/dateien_indiziert/Leitlinien/gem._Leitlinie_Asthma.pdf

BKK Dachverband (2016). Fit von klein auf. BKK Gesundheitsförderung für Kitas und Grundschulen. Zugriff am 10.07.16 auf: http://www.fitvonkleinauf.de/fileadmin/user_upload/PDF/Grundschule/Unterrichtsbausteine/Stinksauer_-_LK__JgSt._1_2_.pdf

Buehler A., Heppekausen K. (2005). Gesundheitsförderung durch Lebenskompetenzprogramme in Deutschland. Grundlagen und kommentierte Übersicht. Köln: BZgA.

Büker Ch. (2008). Familien mit einem pflegebedürftigen Kind – Herausforderungen und Unterstützungserfordernisse. In: Pflege & Gesellschaft, 13, 1, S. 77-88.

Bundeszentrale für gesundheitliche Aufklärung BZgA (Hrsg.) (2001). Forschung und Praxis der Gesundheitsförderung.

Band 6. Was erhält Menschen gesund? Antonovskys Modell der Salutogenese – Diskussionsstand und Stellenwert. Erweit. Auflage. Köln: BZgA.

Delfos M.F. (2015). „Sag mir mal…". Gesprächsführung mit Kindern. 4-12 Jahre. 10. vollst. überarb. und erweit. Auflage. Weinheim, Basel: Beltz.

Dierks M.-L., Kaiser B. (2016). Gesundheitskompetenz in der Transition. In: Oldhafer M. (2016). Transitionsmedizin. Multiprofessionelle Begleitung junger Erwachsener mit chronischer Krankheit. Stuttgart: Schattauer

Domsch H., Lohaus A., Friderici M. (2016). Kinder im Stress. Wie Eltern Kinder stärken und begleiten. 2. vollst. überarb. Auflage. Heidelberg: Springer.

Ellert U., Brettschneider A.-K., Ravens-Sieberer U. (2014). Gesundheitsbezogene Lebensqualität bei Kindern und Jugendlichen in Deutschland. Ergebnisse der KiGGS-Studie – Erste Folgebefragung (KiGGS Welle 1). In: Bundesgesundheitsblatt, 57, S. 798-806.

Erhart M., Ottova V., Ravens-Sieberer U. (2010). Prävention und Gesundheitsförderung im Kindesalter. In: In: Hurrelmann K., Klotz T., Haisch J. (Hrsg.) (2010). Lehrbuch Prävention und Gesundheitsförderung. 3. vollständig überarb. und erweit. Auflage. Bern: Hogrefe.

Ernst G. (2016). Fit für ein besonderes Leben – Geschwistermodul im modularen Schulungsprogramm für chronisch kranke Kinder, Jugendliche und deren Familien (ModuS). Studienprotokoll.

Ernst G., Rzczepanski R. (Hrsg.) (2015). Modulares Schulungsprogramm für chronisch kranke Kinder und Jugendliche sowie deren Familien „ModuS". Band I. Modulare Patientenschulung. 2. überarb. Auflage. Lengerich: Pabst. Kostenloser Download unter: http://www.pabst-publishers.de/Medizin/buecher/images/modus_9783958531307.pdf

Faltermaier T., Wihofszky P. (2012). Partizipation in der Gesundheitsförderung: Salutogenese – Subjekt – Lebenswelt. In: Rosenbrock R., Hartung S. (Hrsg.) (2012). Handbuch Partizipation und Gesundheit. Bern: Hans Huber.

Friedemann M., Köhlen Ch. (2010). Familien- und umweltbezogene Pflege. Die Theorie des systemischen Gleichgewichts. 3. vollständig überarb. und erweit. Auflage. Bern: Hans Huber.

Gebert N., Wagner P. (2015). Patientenschulung in der Therapie von Kindern und Jugendlichen mit chronischen Erkrankungen. In: Ernst G., Szczepanski R. (Hrsg.) (2015). Modulares Schulungsprogramm für chronisch kranke Kinder und Jugendliche sowie deren Familien „ModuS". Band I. Modulare Patientenschulung. 2. überarb. Auflage. Lengerich: Pabst. Kostenloser Download unter: http://www.pabst-publishers.de/Medizin/buecher/images/modus_9783958531307.pdf

Geene R., Lehmann F., Höppner C., Rosenbrock R. (2013). Gesundheitsförderung – Eine Strategie für Ressourcen. In: Geene R., Höppner C., Lehmann F. (Hrsg.) (2013). Kinder stark machen: Ressourcen, Resilienz, Respekt. Ein multidisziplinäres Arbeitsbuch zur Kindergesundheit. Bad Gandersheim: Gesunde Entwicklung.

Geschwisterkinder Netzwerk (o.J.). Netzwerk für die Versorgung schwerkranker Kinder und Jugendlicher e.V. Geschwisterkinder Netzwerk. Medizinische Hochschule

Hannover. Kinderkrankenhaus auf der Bult. Zugriff am 27.06.2016 auf: http://www.geschwisterkinder-netzwerk.de/

Hackenberg W. (2008). Geschwister von Menschen mit Behinderung. Entwicklung, Risiken und Chancen. München: Ernst Reinhardt.

Hallmann J. (2015). Lebenskompetenzen und Kompetenzförderung. Rivision am 14.04.2015. Zugriff am 27.05.2016 auf: http://www.leitbegriffe.bzga.de/alphabetisches-verzeichnis/lebenskompetenzen-und-kompetenzfoerderung/

Hampel P., Petermann F. (2003). Anti-Stress-Training für Kinder. 2. überarb. und erweit. Auflage. Berlin: Beltz.

Hardeland H. (2014). Lerncoaching und Lernberatung. Lernende in ihrem Lernprozess wirksam begleiten und unterstützen. 3. unveränd. Auflage. Baltmannsweiler: Schneider.

Hartung S. (2012). Partizipation – wichtig für die individuelle Gesundheit? Auf der Suche nach Erklärungsmodellen. In: Rosenbrock R., Hartung S. (Hrsg.) (2012). Handbuch Partizipation und Gesundheit. Bern: Hans Huber.

Hobday A., Ollier K. (2006). Helfende Spiele. Kreative Lebens- und Konfliktberatung von Kindern und Jugendlichen. 2. aktual. Auflage. München: Juventa.

Hölling H., Schlack R., Dippelhofer A., Kurth B.-M. (2008). Personale, familiäre und soziale Schutzfaktoren und gesundheitsbezogene Lebensqualität chronisch kranker Kinder und Jugendlicher. In: Bundesgesundheitsblatt – Gesundheitsforschung – Gesundheitsschutz 2008, 51, S. 606-620.

Hurrelmann K., Klotz T., Haisch J. (2010). Krankheitsprävention und Gesundheitsförderung. In: Hurrelmann K., Klotz T., Haisch J. (Hrsg.2009)) (2010). Lehrbuch Prävention und Gesundheitsförderung. 3. Vollständig überarb. und erweit. Auflage. Bern: Hogrefe.

Institut für soziale Arbeit ISA (2015). Deutscher Kinderschutzbund Landesverband NRW e.V.. Grundbedürfnisse von Kindern. Zugriff am 09.06.2016 auf: http://www.kinderschutz-in-nrw.de/fuer-erwachsene/kindliche-entwicklung/grundbeduerfnisse-von-kindern.html

Jerusalem M., Meixner S. (2009). Lebenskompetenzen. In: Lohaus A., Domsch H. (Hrsg.) (2009). Psychologische Förder- und Interventionsprogramme für das Kinder- und Jugendalter. Heidelberg: Springer.

Jerusalem M. (2006). Theoretische Konzeptionen der Gesundheitsförderung im Kindes- und Jugendalter. In: Lohaus A., Jerusalem M., Klein-Heßling J. (Hrsg.) (2006). Gesundheitsförderung im Kindes- und Jugendalter. Göttingen: Hogrefe.

Kickbusch I., Pelikan J., Haslbeck J., Apfel F., Tsouros A.D. (Hrsg.) (2016). Gesundheitskompetenz. Die Fakten. WHO. Zürich: Careum Stiftung.

Klein-Heßling J., Lohaus A. (2012). Stresspräventionstraining für Kinder im Grundschulalter. 3. aktual. und erweit. Auflage. Göttingen: Hogrefe.

Klemperer D. (2010). Sozialmedizin – Public Health. Lehrbuch für Gesundheits- und Sozialberufe. 1. Auflage. Bern: Hans Huber.

Knecht C., Hellmers C., Metzing S. (2015). Ambivalenz- und Ambiguitätserleben gesunder Geschwister von Kindern und Jugendlichen mit chronischer Erkrankung. In: Journal of Childhood and Adolescence Research, 2015, 3, S. 323-337.

Koglin U., Petermann F. (2013). Kindergarten- und Grundschulalter: Entwicklungsrisiken und Entwicklungsabweichungen. In: Petermann F. (Hrsg.) (2013). Lehrbuch der Klinischen Kinderpsychologie. 7. Überarb. und erweit. Auflage. Göttingen: Hogrefe.

Kowalewski K., Wiese J., Spilger T., Podeswik A., Stachura C., Jagla M, Hampel P. (2014). SuSi. Supporting Siblings. Der Präventionskurs für Geschwister chronisch kranker, schwerkranker und/oder behinderter Kinder. Handbuch mit Arbeitsmaterialien. Augsburg: Bundesverband Bunter Kreis e.V.

Kullick P. (2012). Patienten- und Familienedukation. In: Hoehl M., Kullick P. (Hrsg.) (2012). Gesundheits- und Kinderkrankenpflege. 4. überarb. und erweit. Auflage. Stuttgart: Thieme.

Largo R.H. (2010). Kinderjahre. Die Individualität des Kindes als erzieherische Herausforderung. 19. Auflage. München: Piper.

Lohaus A. (2013). Kindliche Krankheitskonzepte. In: Pinquart M. (Hrsg.) (2013). Wenn Kinder und Jugendliche körperlich chronisch krank sind. Psychische und soziale Entwicklung, Prävention, Intervention. Berlin, Heidelberg: Springer.

Lohaus A. (2009). Stressbewältigungskompetenzen. In: Lohaus A., Domsch H. (Hrsg.) (2009). Psychologische Förder- und Interventionsprogramme für das Kinder- und Jugendalter. Heidelberg: Springer.

Lohaus A., Domsch H., Fridrici M. (2007). Stressbewältigung für Kinder und Jugendliche. Heidelberg: Springer.

Lohaus A., Heinrichs N. (2013). Psychosoziale Belastungen bei chronischen Erkrankungen im Kindes- und Jugendalter. In: Lohaus A., Heinrichs N. (Hrsg.) (2013). Chronische Erkrankungen im Kindes- und Jugendalter. Psychologische und medizinische Grundlagen. Basel: Beltz.

Lohaus A., Jerusalem M., Klein-Heßling J. (Hrsg.) (2006). Gesundheitsförderung im Kindes- und Jugendalter. Göttingen: Hogrefe

Lohaus A., Lißmann I. (2006). Entwicklungsveränderungen und ihre Bedeutung für die Gesundheitsförderung. In: Lohaus A., Jerusalem M., Klein-Heßling J. (Hrsg.) (2006). Gesundheitsförderung im Kindes- und Jugendalter. Göttingen: Hogrefe.

Möller B., Gude M., Hermann J., Schepper F. (2016). Geschwister chronisch kranker und behinderter Kinder im Fokus. Ein familienorientiertes Beratungskonzept. Göttingen: Vandenhoeck & Ruprecht.

Morgenstern L., Timmermann H., Weitkamp K., Wiegand-Grefe S. (2015). Geschwister chronisch kranker Kinder. Inhalte aus der Praxis und der Forschung. In: Psychoanalytische Familientherapie, 16, 1, S. 89-101.

Neuhauser H., Poethko-Müller C., KiGGS Study Group (2014). Chronische Erkrankungen und impfpräventable Infektionserkrankungen bei Kindern und Jugendlichen in

Deutschland. Ergebnisse der KiGGS-Studie – Erste Folgebefragung (KiGGS Welle 1). In: Bundesgesundheitsblatt, 2014, 57, S. 779-788.

Noeker M. (2009). Patientenaufklärung und Patientenschulung. In: von Hagen C., Schwarz H.-P. (Hrsg.) (2009). Psychische Entwicklung bei chronischer Krankheit im Kindes- und Jugendalter. 1. Auflage. Stuttgart: Kohlhammer.

Okan O., Pinheiro P., Zamora P., Bauer U. (2015). Health Literacy bei Kindern und Jugendlichen. Ein Überblick über den aktuellen Forschungsstand. In: Bundesgesundheitsblatt, 58, S. 930-941.

Papastefanou Chr. (2009). Entwicklungspsychologische Grundlagen. In: von Hagen C., Schwarz H.-P. (Hrsg.) (2009). Psychische Entwicklung bei chronischer Krankheit im Kindes- und Jugendalter. Stuttgart: Kohlhammer.

Pfeiffer J.P., Pinquart M. (2013). Die Realisierung von Entwicklungsaufgaben bei chronisch erkrankten Kindern und Jugendlichen. In: Pinquart M. (Hrsg.) (2013). Wenn Kinder und Jugendliche körperlich chronisch krank sind. Psychische und soziale Entwicklung, Prävention, Intervention. Berlin, Heidelberg: Springer.

Petermann F., Natzke H., Gerken N., Walter H.-J. (2013). Verhaltenstraining für Schulanfänger. Ein Programm zur Förderung emotionaler und sozialer Kompetenzen. 3. überarb. und erweit. Auflage. Göttingen: Hogrefe.

Petermann F., Wiedebusch S. (2008). Emotionale Kompetenz bei Kindern. 2. überarb. und erweit. Auflage. Göttingen: Hogrefe.

Petzsch H. (2000). Die große farbige Enzyklopädie Urania-Tierreich. Säugetiere. Berlin: Urania.

Pott E., Fillinger U., Paul M. (2010). Herausforderungen bei der Gesundheitsförderung im frühen Kindesalter. In: Bundesgesundheitsblatt 2010, 53, S. 1166-1172.

Reimann S., Hammelstein P. (2006). Ressourcenorientierte Ansätze. In: Renneberg B., Hammelstein P. (Hrsg.) (2006). Gesundheitspsychologie. Heidelberg: Springer.

Rohde K. (2008). Das Kind ist nicht alleine krank. Familienorientierte Beratung in der Gesundheits- und Kinderkrankenpflege. In: Padua 2008, 2, S. 18-24.

Roth G. (2009). Warum sind Lehren und Lernen so schwierig? In: Herrmann U. (Hrsg.) (2009). Neurodidaktik. Grundlagen und Vorschläge für gehirngerechtes Lehren und Lernen. 2. Auflage. Weinheim und Basel: Beltz.

Schaeffer D. (2016a). Health Literacy in Deutschland – Erarbeitung eines nationalen Aktionsplans. Universität Bielefeld. Zugriff am 12.07.16 auf: http://www.uni-bielefeld.de/gesundhw/ag6/projekte/health_literacy_aktionsplan.html

Schaeffer D. (2016b). Health Literacy in Deutschland – Erhebung repräsentativer Daten und Entwicklung einer Material- und Methodensammlung für die Beratung. Universität Bielefeld. Zugriff am 12.07.16 auf: http://www.uni-bielefeld.de/gesundhw/ag6/projekte/health_literacy_Deutschland.html

Schmidt S., Thyen U. (2008). Was sind chronisch kranke Kinder? In: Bundesgesundheitsblatt, 2008, 6, S. 585-591).

Schmitz R., Thamm M., Ellert U., Kalcklösch M., Schlaud M., KiGGS Study Group (2014). Verbreitung häufiger Allergien bei Kindern und Jugendlichen in Deutschland. Ergebnisse der KiGGS-Studie – Erste Folgebefragung (KiGGS

Welle 1). In: Bundesgesundheitsblatt 2014, 57, S. 771-778.

Seiffge-Krenke I. (2013). Stressbewältigung und Krankheitsmanagement bei chronischer Krankheit in Kindheit und Adoleszenz. In: Pinquart M. (Hrsg.) (2013). Wenn Kinder und Jugendliche körperlich chronisch krank sind. Psychische und soziale Entwicklung, Prävention, Intervention. Berlin. Heidelberg: Springer.

Seiffge-Krenke I. (2009). Psychotherapie und Entwicklungspsychologie. Beziehungen: Herausforderungen, Ressourcen, Risiken. 2. vollst. überarb. Auflage. Heidelberg: Springer.

Sharpe D., Rossiter L. (2002). Siblings of children with a chronic illness: A meta-analysis. In: Journal of Pediatric Psychology, 27, 8, S. 699-710.

Siblings Australia (o.J.). Zugriff am 05.07.2016 auf: http://siblingsaustralia.org.au/

Siblings Support Project (o.J.). Zugriff am 27.06.2016 auf: https://www.siblingsupport.org/

Sibs (2016). Sibs, for brothers and sisters of disabled children and adults. Zugriff am 27.06.2016 auf: https://www.sibs.org.uk/

Spilger T., Engelhardt Ch., Kowalewski K., Schepper F. (2015). Der GeschwisterTREFF „ Jetzt bin ICH mal dran!“ – Förderung der Resilienz von Geschwistern chronisch kranker, schwer kranker und/oder behinderter Kinder. Handbuch mit Arbeitsmaterialien. Augsburg: Bundesverband Bunter Kreis e.V.

Spilger T., Engelhardt Ch., Podeswik A. (2014). Der GeschwisterCLUB – ein übertragbares Versorgungskonzept für alle Geschwisterkinder. In: Kinder-Spezial. Zeitschrift über Kinder und Jugendliche mit besonderen Bedürfnissen, Nr. 49, S. 6-7.

Spilger T., Möller B. (2013). Von der Theorie zum praktischen Versorgungsmodell. Begleiten der Geschwister chronisch kranker und behinderter Kinder. In: Kinder- und Jugendmedizin, 2013, 6, S.1-2.

Staub G., Flury M. (2014). Die vergessenen Kinder. In: JuKiP, 2014, 2, S. 66-70.

Steinbach H. (2007). Gesundheitsförderung. Ein Lehrbuch für Pflege- und Gesundheitsberufe. 2. aktualis. Auflage. Wien: Facultas.

Thyen U.; Szczepanski R., Krötz V., Kuske M. (2009). Chronische Gesundheitsstörungen. In: Schlack H.G., Thyen U., von Kries R. (Hrsg.) (2009). Sozialpädiatrie. Gesundheitswissenschaft und pädiatrischer Alltag. Heidelberg: Springer.

Tröster H. (2013). Geschwister chronisch kranker Kinder und Jugendliche. In: Pinquart M. (Hrsg.) (2013). Wenn Kinder und Jugendliche körperlich chronisch krank sind. Psychische und soziale Entwicklung, Prävention, Intervention. Berlin. Heidelberg: Springer.

Verein Programm Klasse 2000 e.V. (Hrsg.) (2013). KLARO-Lehrerheft, 2. Jahrgangsstufe 2013/2014. Version 4.0. Nürnberg: Osterchrist.

Vermaes I., van Susante A., van Bakel H. (2012). Psychological functioning of siblings in families of children with chronic health conditions: A meta-analysis. In: Journal of Pediatric Psychology 37, 2, S. 166-184.

Von Kardorff E. (2003). Kompetenzförderung als Strategie der Gesundheitsförderung. In: Bundeszentrale für gesundheitliche Aufklärung BZgA (Hrsg.) (2003). Leitbegriffe der Gesundheitsförderung. 4. Erweit. Und überarbeit. Auflage. Bundeszentrale für gesundheitliche Aufklärung. Schwabenheim a.d. Selz. Peter Sabo.

Warschburger P. (2013). Familienbezogene Interventionen und Elternarbeit. In: Pinquart M. (Hrsg.) (2013). Wenn Kinder und Jugendliche körperlich chronisch krank sind. Psychische und soziale Entwicklung, Prävention, Intervention. Berlin. Heidelberg: Springer.

Warschburger P., Wiedebusch, S. (2009). Chronische Erkrankungen. In : Lohaus A., Domsch H. (Hrsg.) (2009). Förder- und Interventionsprogramme für das Kindes- und Jugendalter. Heidelberg: Springer.

Warschburger P. (2009). Belastungserleben und Bewältigungsanforderungen. In: von Hagen C., Schwarz H.-P. (2009). Psychische Entwicklung bei chronischer Krankheit im Kindes- und Jugendalter. 1. Auflage. Stuttgart: Kohlhammer.

Warschburger P. (2000). Chronisch kranke Kinder und Jugendliche. Psychosoziale Belastungen und Bewältigungsanforderungen. In: Petermann F. (Hrsg.) (2000) Klinische Kinderpsychologie. Band 3. Göttingen: Hogrefe.

Weltgesundheitsorganisation (WHO) (1946). Preamble to the Constitution of the World Health Organization as adopted by the International Health Conference, New York, 19-22 June, 1946; signed on 22 July 1946 by the representatives of 61 States (Official Records of the World Health Organization, no. 2, p. 100) and entered into force on 7 April 1948. Zugriff am 29.06.2016 auf: http://www.who.int/about/definition/en/print.html.

Wekenmann St. B.; Schlottke P. F. (2011). Soziale Situationen meistern. Ein störungsübergreifendes Gruppentraining für Kinder (SGK). Göttingen: Hogrefe.

Zamora P., Pinheiro P., Okan O., Bitzer E.-M., Jordan S., Bittlingmayer U.H., Kessl F., Lenz A., Wasem J., Jochimsen M. A., Bauer U. (2015). „Health Literacy" im Kindes- und Jugendalter. Struktur und Gegenstand eines neuen interdisziplinären Forschungsverbunds (HLCA-Forschungsverbund). In: Prävention und Gesundheitsförderung, 10, S. 167-172.

Zegelin A. (2015). Alltag leben trotz Krankheit – Pflegerische Unterstützung umfasst Informieren, Beraten und Schulen. In: (Segmüller T. (Hrsg.) (2015). Beraten, Informieren und Schulen in der Pflege. Rückblick auf 20 Jahre Entwicklung. Frankfurt: Mabuse.

Anhang

Inhaltsverzeichnis

Anhang 1 - Inselwelt – Lerneinheit „Und ich?" A-1
1.1 Sonnen-Insel A-1
1.1.1 Allgemeine Ziele A-1
1.1.2 Ablauf und Methodik A-1
1.2 Wolken-Insel A-3
1.2.1 Lernziele A-4
1.2.2 Ablauf und Methodik A-4
1.2.3 Spiele und alternative Methoden A-8
1.3 Asthma-Insel A-10
1.3.1 Lernziele A-11
1.3.2 Ablauf und Methodik A-11
1.4 Regenbogen-Insel A-13
1.4.1 Lernziele A-14
1.4.2 Ablauf und Methodik A-14
1.4.3 Entspannung und alternative Methoden A-20
1.5 Sonnen-Insel A-22
1.5.1 Lernziele A-23
1.5.2 Ablauf und Methodik A-23
Anhang 2 - Stundenverlaufsplan A-20
Anhang 3 - Inselplakate A-32
3.1 Sonnen-Insel A-32
3.2 Wolken-Insel A-33
3.3 Asthma-Insel A-34
3.4 Regenbogen-Insel A-35
3.5 Sonnen-Insel A-36

3.6 Seekarte A-37
Anhang 4 - Vorlagen für Arbeitsblätter A-38
4.1 Arbeitsblatt Muster A-38
4.2 Gefühle zuordnen A-39
4.3 Gefühle Situationen zuordnen A-40
Anhang 5 - Vorlagen Dokumente A-41
5.1 Reisepass A-41
5.2 Deckblatt A-42
5.3 Urkunde A-43

Anhang 1 - Inselwelt – Lerneinheit „Und ich?“

1.1 Sonnen-Insel

Auf dieser Insel beginnt und endet die Geschwisterschulung. Am Anfang finden dort die Begrüßung und das gegenseitige Kennenlernen statt. Die Begrüßung sollte für diese Altersgruppe gemeinsam mit Kindern und Eltern stattfinden, damit die Kinder leichter Vertrauen zu den Trainern aufbauen können.

1.1.1 Allgemeine Ziele

Wie im Modul 1 von ModuS beschrieben, wird das Ziel verfolgt, ein offenes vertrauensvolles Klima zu schaffen, damit sich alle Beteiligten wohl fühlen.

Die Erwartungen und Bedürfnisse der Teilnehmenden sollen erfasst werden, um sie im Verlauf der Schulung berücksichtigen zu können. (Ernst, Szczepanski, 2015, S. 61).

1.1.2 Ablauf und Methodik

In der Kennenlernrunde stellt sich zunächst das Trainerteam mit Namen und Funktion vor. Die Delfin-Handpuppe wird an dieser Stelle eingeführt und bittet nach eigener Vorstellung nun auch die Kinder und Eltern sich vorzustellen. Um bereits an dieser Stelle auf die Stärken der Kinder zu fokussieren, werden die Eltern gebeten zu ihrer Vorstellung auch die Stärken ihrer Kinder zu nennen. Diese werden schriftlich an einer Metaplanwand festgehalten. Im Anschluss werden Namensschilder angefertigt und Organisatorisches geklärt, wie z.B. Kursdauer und Pausenregelung.

Es folgt die Einführung in die Rahmengeschichte durch das Trainerteam und durch die Handpuppe. Die Reiseutensilien werden gemeinsam mit den Kindern ausgepackt und der *Reisepass* sowie die *Stark und Fit – Mappe* mit Namen versehen. Die Eltern sind informiert über den Ablauf der Kinderschulung und wechseln mit ihrem Trainerteam in einen anderen Raum. Für die Kinder ist transparent, wo die Eltern sich befinden und zu welchen Zeitpunkten sie sich wieder treffen.

Die Kinder verbleiben mit ihrem Trainerteam noch auf der Sonneninsel. Gemeinsam werden nun Regeln schriftlich festgehalten, die das Miteinander während der Geschwisterschulung klären. Jedes Kind bestätigt die Akzeptanz durch einen Finger- oder Handabdruck. Die Regeln hängen sichtbar im Raum. Grundschulkinder kennen Verhaltensregeln aus dem Schulalltag, so dass es ihnen leichtfallen wird, diese zu äußern. Weitere Kennenlernspiele können je nach Zeit und Setting optional ergänzt werden. Um einen reibungslosen Ablauf der Schulung zu gewährleisten, ist die Kennenlernphase elementar (Ernst, Szczepanski, 2015, S. 61). Der Beziehungsgestaltung sollte dementsprechend ausreichend Raum gegeben werden, um eine vertrauensvolle Atmosphäre zu erhalten.

Im Anschluss erfolgen eine Erwartungsabfrage und das Einstimmen auf die Schulung. Der Koffer wird vorgestellt, der die Erkrankung der Geschwister symbolisiert und zur Bootstour mitgenommen wird.

„Toll, dass du heute hierhergekommen bist. Was ist euch allen gemeinsam? Hast du eine Idee? Genau, ihr habt alle eine kranke Schwester oder einen kranken Bruder zuhause. Deshalb machen wir heute eine Bootsfahrt und gehen gemeinsam auf Entdeckungstour. Delfin Piet kennt spannende Inseln, auf denen es viel zu entdecken gibt und wir alle gemeinsam viel Spaß haben werden. Was muss denn heute passieren, damit du am Ende der Schulung sagen kannst, es war ein toller Tag für dich?“ Die genannten Aspekte werden vom Trainerteam an der Flipchart festgehalten. „Was hast du denn da für einen Koffer, Piet?“ „Das ist der Asthma-Koffer. Da ist alles drin, was mit Asthma zu tun hat. Den müssen wir mitnehmen. Ich kenne eine Insel, auf der wir herausfinden werden, wozu dies alles gut ist.“ Die Utensilien für die Bootstour werden zusammengesucht und das Trainerteam leitet die Kinder für die erste Bootstour an. Zuvor wird der Reisepass noch abgestempelt.

1.2 Wolken-Insel

Diese Insel thematisiert Situationen, die im Zusammenhang mit einem chronisch kranken Geschwisterkind entstehen können und den daraus resultierenden Gefühlen. Dabei können sowohl Überforderungssituationen mit unangenehmen Gefühlen als auch entspannte Situationen mit angenehmen Gefühlen genannt werden. So unterschiedlich wie die Wolken am Himmel, sind auch die Situationen mit einem chronisch kranken Geschwisterkind zuhause. Mal heiter bis wolkig und an manchen Tagen bewölkt oder durchaus auch mal regnerisch. Das Ziel ist, die Wahrnehmung der Kinder für die Situationen insgesamt zu schulen und ihnen aufzuzeigen, dass es sowohl entspannte als auch belastende Momente im Hinblick auf die kranken Geschwister gibt. Sie verstehen, dass sie mit dieser Situation nicht alleine sind und unangenehme Gefühle erlaubt und okay sind (Spilger et al., 2015, S. 92).

Die Inhalte der Wolken-Insel beschreiben den Ist-Zustand und gehören ebenso zum 1. Schritt des Problemlösungsprozesses. Das Inselplakat zeigt neben dem Delfin Piet Seesterne mit unterschiedlichen Gefühlen.

1.2.1 Lernziele

- Die Kinder erkennen unterschiedliche Gefühle.
- Die Kinder sind fähig, persönliche Situationen im Zusammenhang mit ihren kranken Geschwistern zu realisieren, in denen sie unangenehme Gefühle empfunden haben.
- Die Kinder sind fähig, persönliche Situationen im Zusammenhang mit ihren kranken Geschwistern zu realisieren, in denen sie angenehme Gefühle empfunden haben.

1.2.2 Ablauf und Methodik

Zunächst lernen die Geschwisterkinder spielerisch unterschiedliche Gefühle kennen. Wenn die Kinder auf der Insel angekommen sind, gucken sie sich die Gefühle-Bilder auf dem Inselplakat an. Die Gefühle Freude, Wut, Angst, Traurigkeit und Scham sind abgebildet. Pantomimisch werden die Gefühle von dem Delfin Piet und den Kindern sowohl durch Mimik, Gestik und Akustik nachgestellt (Spilger et al., 2015, S. 91). Es wird darauf hingewiesen, dass es sehr viele unterschiedliche Gefühle gibt. So können auch Gefühle wie Mut, Stärke, Eifersucht, Stolz und Schuld thematisiert werden.

Folgender Dialog ist möglich: „Welche Gefühle erkennst du auf dem Plakat?“ Die Kinder benennen die Gefühle und Delfin Piet zeigt die Gefühle ebenfalls. „Kannst du die Gefühle auch so zeigen wie Piet? Mit welchem Gefühl möchtest du denn beginnen?“ Im Anschluss können weitere Gefühle gesammelt und dargestellt werden. „Welche Gefühle kennst du noch?“. Bei dieser Übung stehen die Kinder oder bewegen sich im Raum. Im Anschluss setzen sie sich im vorbereiteten Sitzkreis auf den Boden.

Es werden offene Fragen gestellt, die dem Kind helfen, seine Situation zu reflektieren: „Wozu sind Gefühle eigentlich da? Was meinst du?“ Antworten werden abgewartet und kommentiert. „Gefühle sind wichtig. Sie geben dir Signale, wie es dir geht. Alle Gefühle sind ok, sie gehören zu dir und dürfen da sein (Spilger et al., 2015, S. 92). Deshalb ist es wichtig, viele Gefühle kennen zu lernen. Hier habe ich noch ein weiteres tolles Spiel für dich. Hast du Lust?“

Eine Vertiefung erfolgt nun durch ein weiteres Spiel. Da am Anfang eine Bewegungseinheit stattgefunden hat, kann durchaus ein ruhigeres Spiel, wie z.B. das Angelspiel anknüpfen. Im Kapitel 1.2.3 sind alternative Spielideen sowie Arbeitsblattvorlagen beschrieben. Diese können optional gewählt oder auch den Kindern konkret als Alternative angeboten werden. So entscheiden die Kinder selbst, wie sie dieses Thema bearbeiten möchten.

Angelspiel:

Die Kinder angeln mit einer Magnetangel Gefühle-Karten aus einem Karton, der das Meer darstellen soll. Der Karton steht in der Mitte des Sitzkreises, so dass die Kinder gut angeln können. Die Gefühle-Karten zeigen Delfine mit unterschiedlichen Gefühlen. Die verschiedenen Gefühle werden besprochen. Delfin Piet kommentiert und stellt die Gefühle ggf. noch einmal nach. Das Spiel dient dem vertieften Kennenlernen und Wiederholen unterschiedlicher Gefühle. Dabei kann auch darauf hingewiesen werden was die Gefühle jeweils kennzeichnet. „Woran erkennst du, dass Piet hier traurig, wütend, fröhlich ist?“

In einem zweiten Schritt erfolgt der Bezug zu den Kindern selbst. Es wird zunächst allgemein nach Situationen gefragt, in denen verschiedene Gefühle auftreten können.

„Wann bist du glücklich? Stell dir vor, du bist so glücklich wie Delfin Piet? Wann ist das so bei dir?“ Nacheinander werden die Gefühle abgefragt. Dabei sollte darauf geachtet werden, dass mit einem angenehmen Gefühl geendet wird. Durch das Einbeziehen des Delfins können sich die Kinder die Gefühle leichter vorstellen (Wekenmann, Schlottke 2011, S. 67). Weitere Fragemöglichkeiten wären: „Stell dir vor: Wie fühlst du dich, wenn du Geburtstag hast? Wenn du dich mit deiner besten Freundin/besten Freund gestritten hast? Wenn dein bester Freund/deine beste Freundin dich zum Spielen einlädt? Wenn dein Haustier krank ist?“ Die Wolken-Metapher kann auch für die Fragestellungen genutzt werden: „In welchen Situationen scheint bei dir die Sonne? In welchen Situationen sind viele Wolken am Himmel oder regnet es vielleicht auch mal?“

Falls es noch keine Situationsbeschreibung im Zusammenhang mit dem kranken Geschwisterkind gegeben hat, wird nun der Bezug zur familiären Situation hergestellt. Dadurch setzen sich die Kinder mit ihrem persönlichen Umfeld auseinander und reflektieren ihre Situation. Hier wird nach der Bedeutung der Erkrankung für das gesunde Geschwisterkind gefragt. Wie eingangs erwähnt, sollten entspannte und belastete Situationen genannt werden. Der Austausch der Kinder untereinander ist hier von Bedeutung. Einige Kinder kennen die geschilderten Situationen vielleicht ebenfalls und können ihre Sichtweise darstellen. Die Kinder stellen fest, dass sie mit ihrer Situation nicht alleine sind. Wichtig ist hierbei der Hinweis, dass alle Gefühle erlaubt und in Ordnung sind.

Folgender Dialog wäre möglich:

„Jetzt haben wir schon so viele Gefühle kennengelernt und du hast herausgefunden, in welchen Situationen du dich so fühlst. Das ist super. Kennst du einige Gefühle denn auch im Zusammenhang mit deiner kranken Schwester oder deinem kranken Bruder? Bist du dann auch manchmal fröhlich oder glücklich?“ Wieder werden unterschiedliche Gefühle abgefragt. Folgende Fragen können gestellt werden: „Was macht euch traurig oder wütend? Welche Situationen machen dich traurig, wütend oder enttäuschen dich, welche sind besonders anstrengend oder nervig? In welchen Momenten ist das der Fall? Spielt die Erkrankung deiner Schwester oder deines Bruders eine Rolle für dich? Stört sie dich manchmal?“ Um die häufig verminderte elterliche Verfügbarkeit zu thematisieren, wären folgende Fragen möglich: „Was denkst du, wenn sich deine Eltern sehr viel um dein Geschwister kümmern müssen? Welche Aufgaben übernimmst du manchmal zusätzlich zuhause“ (Möller et al., 2016, S. 96)? Um die Wolken-Metapher wiederaufzunehmen, kann auch gefragt werden in welchen Situationen der Himmel heiter bis wolkig ist oder bewölkt oder wann es schon mal regnerisch war.

Dabei hört das Trainerteam aktiv zu, stellt Verständnisfragen, fasst das Gesagte zusammen und nimmt dabei eine wertschätzende, empathische Haltung ein. Die anderen Kinder werden mit einbezogen und aufgefordert, ihre Situationen zu schildern. Die angenehmen und unangenehmen Situationen können auf entsprechenden Wolken-Karten (bewölkt, heiter bis wolkig, regnerisch, sonnig) festgehalten und sichtbar an eine Metaplanwand befestigt werden. Je nach Alter der Kinder werden die Situationen gemalt oder schriftlich festgehalten. Der folgende Satz kann die Kinder dabei unterstützen: „Ich fühle mich……, wenn...“

Delfin Piet hilft, indem er die Gefühle zeigt oder auch die geschilderten Situationen kommentiert. So kann er an dieser Stelle auch viel von seiner Erfahrung als Experte erzählen. Delfine, die in der freien Natur leben, helfen sich gegenseitig, indem sie sich von beiden Seiten fest an einen kranken Delfin oder ein Delfinkind andrücken und ihn jeweils mit einer Brustflosse und dem Kopf stützen. So wird z.B. gewährleistet, dass kranke Delfine rechtzeitig wieder an die Wasseroberfläche gelangen, um Luft holen zu können (Petzsch, 2000, S. 256). Das entspricht der Situation der Geschwisterkinder zuhause. Die Eltern kümmern sich um das kranke Geschwister, damit es ihm besser geht. Dass dabei Belastungssituationen für das gesunde Geschwisterkind entstehen können, ist nachvollziehbar. Delfin Piet kann an dieser Stelle schon darauf hinweisen, dass auf der folgenden Insel dann gemeinsam überlegt wird, wie solche Situationen auch für das gesunde Kind angenehmer empfunden werden können oder wie aus einem bewölktem Himmel dann wieder die Sonne scheint und ein Regenbogen entsteht.

Im Anschluss werden Steine symbolisch in den Koffer gelegt. Sie geben Situationen wieder, in denen sich die gesunden Geschwister insgesamt belastet und unwohl fühlen. Es können echte Steine genutzt werden oder gebastelte aus Pappmaché. Auf die *Heiter bis Wolkig-Karten* wird noch einmal hingewiesen und dass sie auf der Regenbogen-Insel näher betrachtet werden.

Das Spiel Gefühle-Chaos wird zum Abschluss auf dieser Insel gespielt. Die Anleitung dazu und weitere Methoden folgen im nächsten Kapitel. Das Trainerteam entscheidet gemeinsam mit den Kindern die jeweilige Vorgehensweise. Am Ende wird der Reisepass abstempelt und die Fahrt zur nächsten Insel erfolgt.

1.2.3 Spiele und alternative Methoden

Gefühle-Barometer:

Es kann ein Gefühle-Barometer oder Gefühle-Rad gebastelt werden, das z.B. an die Zimmertür gehängt werden kann. Die Kinder können dadurch zuhause mitteilen, wie es ihnen geht. Die Eltern werden auf diese Weise in die Gefühlswelt der gesunden Kinder mit einbezogen und können darauf reagieren. Es fördert die Kommunikation zwischen Eltern und dem gesunden Kind (Spilger et al., 2015, S. 91; Hobday, Ollier, 2006, S. 39).

Dazu wird aus einem DIN A4 Karton ein großer Kreis ausgeschnitten, der wie eine Torte in unterschiedliche Stücke eingeteilt wird. Jedes „Tortenstück" steht für ein Gefühl. Es sollte darauf geachtet werden, dass angenehme und unangenehme Gefühle aufgeschrieben werden. In die Mitte des Kartons wird ein Zeiger aus Karton mit einer Heftklammer befestigt. Das Gefühlebarometer oder -rad kann frei von den Kindern bemalt oder gestaltet werden.

Gefühle-Chaos:

Das Spiel Gefühle-Chaos bietet sich als kurze Bewegungspause oder als weitere Vertiefung an. Dabei sitzen die Kinder in einem Stuhlkreis, ein Kind steht in der Mitte und hat keinen Stuhl. Die Kinder haben vorher alle Gefühlekarten ausgeteilt bekommen. Jedes Gefühl ist zweimal vergeben worden. Das Kind in der Mitte sagt nun ein Gefühl und die Kinder im Stuhlkreis, die diese Gefühlekarte in der Hand halten, müssen den Platz wechseln. Dabei versucht das Kind in der Mitte einen frei gewordenen Stuhl zu erreichen. Das Kind, das keinen freien Stuhl bekommt, steht nun in der Mitte. Es kann außer einem Gefühl auch der Begriff Gefühle-Chaos von dem Kind in der Mitte gesagt werden. Dann müssen alle Kinder ihren Platz wechseln. Nach einigen Spielrunden beendet das Trainerteam das Spiel (BKK Dachverband, 2016).

Gefühle-Memory klassisch:

Die Kinder spielen klassisch Memory mit Gefühle-Karten. Sind alle Gefühle-Paare gefunden worden, wird wie beim Angelspiel überlegt, ob die Kinder die Gefühle bestimmten Situationen zuordnen können. Sie reflektieren ihre Situation.

Gefühle-Memory Pantomime:

Pantomimische Darstellung von Gefühlen und Erraten von Gefühlen. Dazu werden Paare gebildet, die ein Gefühl darstellen. 1-2 Kinder werden zu Gefühle-Detektiven und verlassen vorher den Raum. Wenn sie wieder den Raum betreten, spielen sie Memory mit den Kindern. Wird ein Kind berührt, stellt es sein Gefühl pantomimisch dar usw. (Verein Programm Klasse 2000 e.V., 2013, S. 50; Spilger et al., 2015, S. 101).

Gefühle erraten:

Gefühlekarten werden auf dem Boden verteilt. Die Kinder gehen herum und gucken sich die dargestellten Gefühle an. Auf Fragen des Trainerteams stellen sich die Kinder zu den entsprechenden Gefühlen.

Arbeitsblatt Gefühle:

Die Kinder können die Gefühle beschriften. Es ist darauf zu achten, dass positive und negative Gefühle abgebildet sind. Dazu werden unterschiedliche Arbeitsblätter entwickelt, je nach Entwicklungsstand des Kindes. Zunächst werden die Gefühle den abgebildeten Gesichtern zugeordnet und beschriftet, dabei kann ggf. Hilfestellung, z.B. durch den Delfin notwendig sein. Die Kinder können sich dabei auch gegenseitig unterstützen. Ein weiteres Arbeitsblatt ermöglicht die Zuordnung bestimmter Situationen zu den Gefühlen. Es kann optional genutzt werden.

1.3 Asthma-Insel

Je nach Indikation ändert sich der Name dieser Insel und verdeutlicht damit dessen Inhalt. Die Geschwister lernen auf dieser Insel die Erkrankung ihrer kranken Schwestern und Brüder näher kennen und setzen sich mit deren Bedeutung für die gesunden Geschwister auseinander.

Das Inselplakat der Asthma-Insel zeigt zwei Kinder mit einer sichtbaren Lunge und Pollen als mögliche Auslöser. Diese Insel gehört ebenfalls zum 1. Schritt des Problemlöseprozesses und beschreibt den Ist-Zustand und die Problemdefinition.

1.3.1 Lernziele

- Die Kinder benennen altersentsprechend die Funktion der Lunge.
- Die Kinder beschreiben die Lage und den Aufbau der Lunge und der Bronchien (Bronchusröhre; Muskel, Schleimhaut, Schleim).
- Die Kinder erklären, dass sich die Bronchien beim Asthma verengen.
- Die Kinder geben mindestens zwei Symptome des Asthmas bronchiale an. Z.B. Husten, Pfeifen, Atemnot.
- Die Kinder benennen mindestens 2 Auslöser ihrer Geschwister.
- Die Kinder erklären mindestens zwei therapeutische Maßnahmen beim Asthma bronchiale, z.B. Inhalieren, Tabletteneinnahme oder Auslöservermeidung, wie die Sanierung des Bettes bei Hausstaubmilbenallergie, atemerleichternde Körperstellungen mit Lippenbremse.

1.3.2 Ablauf und Methodik

Was ist Asthma? Diese Frage wird zu Beginn der Asthma-Insel thematisiert und beschäftigt sich mit der Anatomie und Physiologie der Lunge, der Pathophysiologie des Asthmas bronchiale und der Symptome des Krankheitsbildes. Die

Asthmaauslöser werden angesprochen, da sie auch eine Bedeutsamkeit für die gesunden Geschwister haben können. Hat das kranke Geschwisterkind z.B. eine Hausstaubmilbenallergie und schlafen beide Kinder gemeinsam in einem Zimmer, sollte auch das Bett des gesunden Geschwisterkindes saniert sein und einen entsprechenden Matratzenbezug aufweisen (Berdel et al., 2015, S. 9). Der Verzicht auf viele Kuscheltiere oder Kissen im Bett und auf einen gemütlichen Teppichboden, schränkt das gesunde Kind in seinen Bedürfnissen zunächst ein. Deshalb ist die Information und Aufklärung dazu notwendig. Therapeutische Maßnahmen werden besprochen und ausprobiert, um nachvollziehen zu können, warum das kranke Geschwisterkind diese regelmäßig durchführen sollte. So können z.B. in einem Bewegungsspiel atemerleichternde Stellungen und die Lippenbremse ausprobiert werden. Gleiches gilt für die Inhalationstherapie, die für alle Familienmitglieder stets präsent ist. Die gesunden Geschwister haben hier die Möglichkeit mit einem Placebo, die Inhalation auch mal auszuprobieren. Da das Selbstmanagement für chronisch kranke Kinder generell eine wichtige Rolle spielt, können die gesunden Geschwister in Bezug auf das Asthma bronchiale z.B. die Peak-Flow-Messung kennenlernen und auch testen (Berdel et al., 2015, S. 11).

Methodisch sollten die Kinder zu Beginn gefragt werden, was sie über die Erkrankung ihres Geschwisters wissen, um das Vorwissen abzufragen. Dabei können sie sich gegenseitig ergänzen und das Trainerteam darauf aufbauend Vertiefungen vornehmen. Dazu gehört ebenso die Frage an die Kinder nach der Ursache der Erkrankung, um irrationale Vorstellungen klären zu können.

Die erarbeiteten Aspekte rund um die Erkrankung können auf Arbeitsblättern festgehalten und in der *Stark und Fit - Mappe* abgeheftet werden. Zusätzlich wird mit den Kindern überlegt, welche Aspekte und Situationen sie jetzt persönlich belasten.

Diese werden, symbolisiert durch Steine, von den Kindern in den Koffer gelegt. Der Koffer wird schwerer.

Zur Festigung der Erkenntnis, dass die gesunden Geschwister nicht alleine mit ihrer besonderen Situation sind, können die kranken Geschwister mit Namen, Alter und Manifestationszeitpunkt der Erkrankung und besonderen Eigenschaften (was das kranke Geschwister besonders gut kann) vorgestellt werden. Am Ende wird der Reisepass abgestempelt und die Reise kann fortgesetzt werden.

1.4 Regenbogen-Insel

Auf der Regenbogen-Insel haben die Kinder die Möglichkeit, sowohl ihre Wünsche und Bedürfnisse zu äußern als auch Lösungsmöglichkeiten zur Erfüllung der Wünsche sowie zur Bewältigung der belastenden Situationen zu finden. Es wird nach den Stärken und Ressourcen der Kinder gesucht, die den inzwischen recht schwer gewordenen Koffer wieder entlasten können. Dabei steht der Regenbogen für Hoffnung, Aufbruch und Vielfalt. Auch wenn der Himmel mal wolkig und regnerisch ist, entsteht irgendwo eine Lücke und die Sonne zaubert einen Regenbogen an den Himmel. Lösungsmöglichkeiten entstehen. Diese Hoffnung auf einen Regenbogen motiviert die Kinder zur Suche nach Lösungsmöglichkeiten für ihre belastenden Situationen. Ebenso wird die Vielfalt der Lösungsmöglichkeiten dadurch symbolisiert. Entspannungsverfahren werden den Kindern vorgestellt, die als eine Bewältigungsstrategie genutzt werden können. Die gefundenen Stärken und Ressourcen werden in Form von Luftballons auf den Koffer geklebt, wodurch dieser symbolisch leichter wird.

Die Inhalte dieser Insel entsprechen den Schritten zwei und drei des Problemlöseprozesses. Es werden Ziele formuliert und Maßnahmen gesucht. Das Inselplakat zeigt einen Regenbogen, Luftballons und einen entspannten Delfin.

1.4.1 Lernziele

- Die Kinder formulieren mindestens zwei Ziele in Form von Wünschen für ihre besondere familiäre Situation.
- Die Kinder sind fähig mindestens zwei ihrer Stärken zu identifizieren.
- Die Kinder realisieren, dass soziale Unterstützung hilfreich beim Lösen von Problemen sein kann.
- Die Kinder erläutern mindestens zwei Lösungsmöglichkeiten, die ihnen bei der Erfüllung ihrer Wünsche helfen.
- Die Kinder sind fähig zu realisieren, dass sie in der Lage sind auch schwierige Situationen zu bewältigen.

1.4.2 Ablauf und Methodik

Wenn die Kinder auf der Regenbogeninsel angekommen sind, nehmen sie zunächst am Tisch Platz. Die Kinder formulieren gemeinsam und mit Hilfe von Delfin Piet ihre Wünsche, die sie in Bezug auf die schwierigen Situationen mit ihren kranken Geschwistern haben. Dabei kann auf die Steine im Koffer hingewiesen werden und auf die Wolken-Karten, die an der Metaplanwand zu sehen sind.

Folgender Dialog wäre möglich:

„Was wünschst du dir in der Situation, die du auf deine Wolken-Karten geschrieben hast?“

Die Kinder schreiben oder zeichnen die Wünsche auf Sternen-Moderationskarten, die an der Metaplanwand befestigt werden. Einleitende Sätze dazu wären: „Ich wünsche mir…“, „In dieser Situation würde es mir besser gehen, wenn…“. Dabei ist von Seiten des Trainerteams darauf zu achten, dass die Wünsche realistisch bleiben. Beispielsweise wünschen sich die Geschwisterkinder einen Nachmittag mit den Eltern bzw. einem Elternteil, eine Umverteilung der Aufgaben innerhalb der Familie, eindeutige Regeln oder eine offene Kommunikation (Ernst, Szczepanski, 2015, S. 98). Alternativ können die Kinder ihre Wünsche an dieser Stelle auch auf einem Arbeitsblatt festhalten und erst am Ende die Wünsche für die Eltern auf Sternen-Karten schreiben.

Hinter den Wünschen verstecken sich Bedürfnisse, deren Befriedigung Voraussetzung für das körperliche und seelische Wohlbefinden ist (Institut für soziale Arbeit, 2015). Deshalb ist es sinnvoll, an dieser Stelle auf die Wünsche aufmerksam zu machen, um daraus auch leichter Lösungsmöglichkeiten ableiten zu können. Die Wünsche werden am Ende der Schulung noch einmal aufgegriffen und als Wünsche an die Eltern ergänzt. Details dazu sind im Kapitel 1.5 beschrieben.

Im Anschluss setzen sich die Kinder im Sitzkreis auf den Boden. Es wird nun gemeinsam nach Lösungsmöglichkeiten für die formulierten Wünsche gesucht. Welche Maßnahmen sind für die Bewältigung hilfreich? Die Kinder überlegen sich alle gemeinsam Lösungsmöglichkeiten, die den Koffer leichter machen können?

Folgender Dialog ist möglich:

„Was könnte dir in den Situationen helfen, damit es dir besser geht? Wer könnte dir wie helfen? Was machst du, wenn es dir schlecht geht, damit du dich besser fühlst? Was machst du, wenn du traurig bist?“ Es werden die unangenehmen Gefühle abgefragt, sofern diese von den Kindern nicht vollständig genannt werden. Das Trainerteam kann an dieser Stelle auch auf die *heiter bis wolkig Karten* hinweisen, da sich darin Ressourcen verstecken. Ebenso sollte nach der sozialen Unterstützung gefragt werden. „Mit wem kannst du sprechen, wenn es dir nicht so gut geht oder du traurig bist? Wer versteht dich? Mit welchen Personen kannst du denn noch über deine Situation zuhause sprechen“ (Möller et al., 2016, S. 100)? Der Delfin Piet kann an dieser Stelle seine Expertenrolle wieder einnehmen und unterstützen. Er kann nach anderen Familienmitgliedern, Lehrerinnen und Lehrer fragen, nach Freunden und weiteren Personen, z.B. Patentante, Patenonkel, Nachbarn. Ebenso erzählt der Delfin von sich: „Also ich frage dann immer meinen Freund, der hört mir immer zu und hilft mir.“

Um die Wetter-Metapher wiederaufzunehmen, wird nach der Lücke im Himmel gefragt werden, die die Sonne durchscheinen lässt und einen Regenbogen an den Himmel zaubert. Es wird nach Ressourcen gefragt.

Die genannten Lösungsmöglichkeiten werden auf Moderationskarten festgehalten und an eine Metaplanwand befestigt, die mit einem Regenbogen und Luftballons gekennzeichnet ist. Wenn erforderlich, kann das Trainerteam dabei die genannten Bewältigungsstrategien nach günstig und ungünstig sortieren.

Um die Kinder daran zu beteiligen, beschriften oder bemalen die Kinder die Moderationskarten selbst und befestigen sie an der Metaplanwand. So sind sie aktiv dabei und können entscheiden, welche Aktivität sie bevorzugen, ob malen, schreiben und/oder anpinnen.

Stärken der Kinder:

Um weitere Ressourcen zu entdecken, wird im Anschluss auf die Stärken der Kinder eingegangen. Je nach Gruppe sind diese auch schon im Brainstorming genannt und betont worden. Das Trainerteam ist hier gefordert, den Überblick zu halten und situativ zu reagieren. Es wird nach Hobbys, einschließlich sportlichen Aktivitäten und Freunden gefragt.

Folgende Fragestellungen sind denkbar:

„Was kannst du besonders gut? Was machst du besonders gerne? Womit beschäftigst du dich gerne?“ An dieser Stelle sollte auf die eingangs von den Eltern genannten Stärken Bezug genommen werden. „Deine Mutter hat vorhin zu Beginn gesagt, dass du so toll basteln kannst. Erzähle doch mal, was du gerne bastelst. Was genau?“ Oder „deine Eltern haben berichtet, dass du an vielem so interessiert und neugierig bist. Was meinen Sie damit? Was interessiert dich denn?“ Oder „deine Mutter findet es bemerkenswert, dass du dich sehr gut auf eine Sache konzentrieren kannst. Was meint sie damit? Erzähle doch mal. Was gibt es noch, das anderen Personen an dir gefällt? Was magst du gerne an dir leiden?“ (Ernst, Szczepanski, 2015, S. 123).

Weiterhin können auch Hobbys abgefragt werden. „Welchen Sport/welches Hobby machst du denn gerne oder würdest du gerne machen? Was interessiert dich?“ Die Kinder benennen ihre Hobbys und Sportarten. Das Trainerteam kann dann gezielt darauf eingehen und nachfragen, wann das Hobby stattfindet, wie das Kind sich dabei fühlt, wer das Kind dorthin begleitet oder hinbringt und wieder abholt. Darüber reflektieren die Kinder wieder ihre Situation und erkennen z.B., dass es Wohlbefinden auslöst eine Sportart oder ein anderes Hobby auszuüben. Es liefert Erfolgserlebnisse und Anerkennung wodurch das Selbstwertgefühl gestärkt wird. Wenn Kinder gerne eine Sportart oder ein Hobby ausüben würden und das aus familiären Gründen nicht umsetzbar ist, sollte nach Lösungsmöglichkeiten für diese individuelle Situation gesucht werden.

Delfin Piet berichtet von seinen Hobbys: „Ich tanze immer besonders gerne auf meiner Schwanzflosse oder springe hoch aus dem Wasser. Das macht mir sehr viel Spaß. Häufig sind meine Freunde dabei und wir wetteifern, wer wohl am höchsten springen kann. Ich gehe auch regelmäßig zum Akrobatik-Training. Da treffe ich andere Delfine und danach geht es mir immer richtig gut." Das Thema Freunde ist ggf. schon unter dem Aspekt soziale Ressourcen behandelt worden. Das Trainerteam weist auf die Bedeutung, Freunde zu haben, hin und fragt gezielt danach. Die Kinder sind wieder aktiv bei der Gestaltung der Moderationskarten dabei, ggf. kann ein Platzwechsel an den Tisch sinnvoll sein.

Entspannungsverfahren und Erholungsaktivitäten:

Es folgt die Einführung eines Entspannungsverfahrens. Die Kinder haben jetzt schon viele Lösungsmöglichkeiten gefunden, so dass eine Entspannung an dieser Stelle auch die Funktion einer Pause oder Unterbrechung hat.

„Gucke dir doch mal das Inselplakat genau an. Was macht Piet denn da?" Der Delfin liegt in einer Hängematte und entspannt. „Genau, Piet ruht sich aus. Er entspannt sich gerade. Piet, kannst du uns das mal erklären?" Der Delfin erklärt den Kindern was Entspannung ist und wie sie wirkt: „Also Entspannung ist etwas Wunderschönes. Ich bevorzuge die Hängematte, wie ihr seht. Das leichte Schaukeln führt bei mir dazu, dass ich meinen Gedanken freien Lauf lassen kann. Es beruhigt mich. Danach fühle ich richtig gestärkt und bin wieder voller Tatendrang. Manchmal mache ich auch eine Atemübung, die mir auch sehr gut gefällt. Habt ihr auch Lust, eine Entspannung auszuprobieren?"

Den Kindern wird eine Atemübung gezeigt, die sogenannte *Piet-Atmung*. Je nach Zeit und Setting kann es eine Atemübung mit Phantasiegeschichte sein. Beide sind im nächsten Kapitel beschrieben. Die Kinder bekommen im Anschluss die Anleitung dafür ausgehändigt und können sie in ihre *Stark- und Fit Mappe* einheften.

Nach der Entspannung werden die Kinder aufgefordert zu erzählen, wie sie denn bisher entspannen und sich ausruhen. Es wird nach Erholungsaktivitäten gesucht, die ggf. schon im Rahmen des Brainstormings genannt wurden. Das hängt von der Gruppe ab und das Trainerteam entscheidet individuell, ob es noch vertieft werden sollte oder nicht.

„So, jetzt habt ihr eine richtige Entspannung kennengelernt. Wie geht es dir denn jetzt?“ Die Antworten werden entsprechend kommentiert und gewürdigt. „Wie ruhst du dich denn zuhause immer aus und entspannst? Da sind Piet und ich doch ganz neugierig. Erzähle doch mal.“ Die Kinder erzählen, die genannten Aspekte werden wieder von den Kindern aufgeschrieben.

Alternativ können die Kinder abwechselnd Erholungsaktivitäten auf ein Flipchartblatt malen und die anderen Kinder müssen das erraten (Hampel, Petermann, 2003, S. 268). Das lockert die Übung auf und alle Kinder sind aufmerksam dabei.

Wenn die Kinder keine Ideen haben, können Bildkarten mit unterschiedlichen Erholungsaktivitäten gezeigt und die Kinder gefragt werden, was ihnen davon gefallen würde. Das Ausmalen von Mandalas kann ebenfalls entspannend wirken. Darauf sollte das Trainerteam hinweisen. Delfin-Mandalas gibt es im Fachhandel.

Nachdem nun vielfältige Lösungsmöglichkeiten gefunden wurden, werden einige davon auf Luftballon-Karten geschrieben und auf den Koffer geklebt. Die Kinder entscheiden, welche Aspekte auf die Luftballonkarten geschrieben werden und kleben diese auch auf. Wichtig ist, dass am Ende viele Luftballons auf dem Koffer kleben. Für jeden aufgeklebten Luftballon wird ein Stein aus dem Koffer entfernt. Der Koffer wird bei der Verwendung von echten Steinen spürbar leichter. Pro Stein sollte mindestens ein Luftballon gefunden werden, dann sind die Kinder im Gleichgewicht und fühlen sich wohl. Am Ende wird der Reisepass abgestempelt und die nächste Insel angesteuert. Das Trainerteam achtet darauf, dass jedes Kind mindestens einen Luftballon gestaltet und aufklebt.

1.4.3 Entspannung und alternative Methoden

Die folgenden Entspannungstechniken haben zum Ziel, Ruhe und Entspannung zu fördern und damit Ängste und Sorgen abzubauen (Lohaus et al., 2007, S. 125). Atemübungen geben dem Körper Entwarnung. Eine bewusst langsamere und tiefere Atmung zeigt dem Körper, dass alles in Ordnung ist und er sich entspannen kann (Lohaus et al., 2007, S. 126). Dadurch kann ermöglicht werden, über die auslösende Situation nachzudenken und geeignete Bewältigungsstrategien einzusetzen. Es ist eine emotionsregulierende Strategie.

Piet-Atmung - Rückenlage:

Um die Piet-Atmung langfristig im Sitzen durchführen zu können, sollte sie zunächst auf dem Rücken liegend geübt werden. Die Bauchatmung ist dafür erforderlich und lässt sich leichter in Rückenlage lernen. Dafür legen sich die Kinder auf Gymnastikmatten bequem auf den Boden. Ein kleines Kopfkissen für jedes Kind ist vorhanden. Die Kinder werden aufgefordert, eine Hand auf den Brustkorb und die andere Hand auf den Bauch zulegen und ruhig ein- und auszuatmen. Dabei können sie die Augen schließen. Es wird festgestellt, welche Hand sich mehr bewegt. Gewünscht ist eine ausgeprägte Bauchatmung für die Entspannung. Dafür kann ein kleines Sandsäckchen oder ein Stofftier behilflich sein. Es wird auf den Bauch gelegt und soll durch die Ein- und Ausatmung Fahrstuhl fahren. Vom Keller in den 6.Stock und wieder zurück. Das finden die Kinder amüsant und lerne auf diese Art und Weise spielerisch die Bauchatmung kennen (Lohaus et al., 2007, S. 126).

Danach folgt die Anleitung zur Piet-Atmung. Der Delfin unterstützt das Trainerteam und motiviert die Kinder mitzumachen.

Einatmen: Atme die Luft langsam durch die Nase ein, sodass sich deine Bauchdecke vorwölbt. Atme tief ein.

Ausatmen: Atme nun die Luft langsam durch den Mund wieder aus

Abwarten: spüre die Ruhe und Entspannung nach der Ausatmung bevor du langsam wieder einatmest.

In einem nächsten Schritt kann diese Übung im Sitzen durchgeführt werden. So kann sie auch im Alltag angewandt werden.

Piet-Atmung – im Sitzen:

Setz dich entspannt auf einen Stuhl und lehne dich an. Versuche, die Augen zu schließen. Atme langsam und tief durch die Nase ein, bis dein Bauch ganz dick und rund ist und dann ganz langsam durch den leicht geöffneten Mund wieder aus, bis die ganze Luft aus deiner Lunge wieder heraus ist. Nach einer kurzen Pause wiederholst du das noch zweimal.

Einatmen-Ausatmen-Pause/ Einatmen-Ausatmen/Pause.

Danach öffnest du die wieder die Augen und streckst und reckst dich. Jetzt geht es dir besser (Verein Programm Klasse 2000, 2013, S. 36).

Für manche Kinder ist eine Phantasiegeschichte beliebter.

Atemübung mit Phantasie: Die Feder:

Du sitzt entspannt auf einem Stuhl oder liegst bequem auf deinem Rücken.

> Allmählich wirst du immer ruhiger und entspannter, immer ruhiger und entspannter... Stell dir vor, wie eine kleine Feder vor oder über deinem Mund schwebt. Ganz sanft kommt die weiche, weiße Feder auf dich zu. Mit einem langsamen, sanften Atemstoß pustest du die Feder wieder in die Luft und siehst ihr dabei zu. Während die Feder wieder langsam nach unten schwebt, atmest du tief durch die Nase ein, so dass sich dein Bauch wölbt und atmest durch den Mund langsam wieder aus. Dabei pustest du die Feder wieder weit nach oben. So ist es gut. Atme wieder

langsam tief durch die Nase ein und puste die Feder mit deiner Ausatmung weit nach oben (Lohaus et al., 2007, S. 127).

Eine Anleitung zur kindgerechten progressiven Muskelrelaxation findet sich bei Lohaus et al. (2007, S. 8). Das Grundprinzip ist das abwechselnde An- und Entspannen einzelner Muskelgruppen. Dadurch entsteht ein Gefühl der Entspannung. Phantasiereisen kombiniert mit einer kindgerechten Version der progressiven Muskelrelaxation PMR beschreiben Hampel und Petermann (2003, S. 63).

1.5 Sonnen-Insel

Am Ende der Geschwisterschulung erfolgt auf der Sonnen-Insel die Umsetzung auf die individuelle Situation zuhause. Es entspricht dem vierten Schritt des Problemlösungsprozesses, der Entscheidungsfindung. Die Kinder bekommen einen kleinen Koffer überreicht, den sie äußerlich selbst gestalten können. Gefüllt wird der Koffer mit individuell geeigneten Bewältigungsstrategien und deren Stärken, die auf der vorherigen Insel besprochen wurden. Der Koffer dient als Anker bzw. Ressource. Die Kinder nehmen ihn mit nach Hause und können ihn an einem wichtigen Ort aufbewahren, sodass sie jederzeit Zugriff darauf haben und nachlesen können. Auf diesem Weg kann der Transfer in den Alltag der Kinder gelingen. Optional kann dazu ein Rollenspiel durchgeführt werden. Beides entspräche dem 5. Schritt des Problemlöseprozesses, der Erprobung und Durchführung.

Die Wünsche an die Eltern werden ggf. ergänzt und ihren Eltern in der anschließenden gemeinsamen Abschlussrunde präsentiert. Dort erhalten die Kinder eine Teilnehmerurkunde und ein kleines Geschenk für die erfolgreiche Mitarbeit überreicht. Die gesunden Geschwister sind nun *Stark und Fit.*

1.5.1 Lernziele

- Die Kinder ordnen konkret Lösungsmöglichkeiten für ihre individuellen Situationen zu, die ihnen bei der Bewältigung helfen.
- Die Kinder benennen mindestens zwei Personen, die ihnen bei der Lösung von Problemen behilflich sein können.
- Die Kinder wählen mindestens eine Bewältigungsstrategie aus, die sie in Zukunft in schwierigen Situationen anwenden wollen.
- Die Kinder formulieren mindestens einen individuellen Wunsch an ihre Eltern.

1.5.2 Ablauf und Methodik

Wenn die Kinder auf der Sonnen-Insel angekommen sind, setzen sie sich zunächst an einen Tisch und bekommen vom Trainerteam und Delfin Piet jeder einen kleinen Koffer überreicht, der die persönliche Situation der Kinder symbolisiert.

Folgender Dialog ist möglich:

„Jetzt bist du wieder auf der Sonnen-Insel, auf deiner Sonne-Insel und du hast jetzt die Möglichkeit, diesen Koffer für dich zu gestalten. Hier geht es jetzt um dich und um deine Situation. Das ist dein Koffer. Du kannst ihn anmalen, bekleben oder beschriften, so wie es dir gefällt. Hier auf dem Tisch findest du verschiedene Stifte, vom Buntstift bis zum Glitzerstift ist alles vorhanden. Du kannst auch Aufkleber benutzen oder aus dem Zeitungsstapel Bilder ausschneiden, die dir gefallen. Du kannst auf den Koffer auch deine Wünsche festhalten, wenn du magst. In den Koffer legst du dann deine Luftballons, die dir helfen, damit du dich wohlfühlst. Sie machen den Koffer leichter und sorgen dafür, dass für dich die Sonne scheint, so wie auf dieser Insel. Der Koffer symbolisiert deine besondere Situation. Alles was du dazu brauchst, haben wir auf den anderen Inseln gemeinsam erarbeitet. Was kannst du besonders gut? Welche deiner Stärken helfen dir? Hier kannst du jetzt für dich gucken, was du demnächst vielleicht anders machen möchtest oder was dir helfen kann, damit es dir gut geht."

„Doch zunächst gucken wir uns noch einmal gemeinsam an wo wir denn schon überall waren." Es folgen ein Rückblick und eine Zusammenfassung der bisherigen Entdeckungstour. Dabei werden die erarbeiteten Ergebnisse und der Delfin mit einbezogen. „Welche Elemente von den anderen Inseln finden auf oder in deinem Koffer Platz? Was nimmst du davon mit, damit du dich wohlfühlst? Was brauchst du, damit es dir gut geht?" Das Trainerteam unterstützt die Kinder bei der Auswahl der Gefühle, Situationen, Wünsche und den Stärken sowie weiteren Lösungsmöglichkeiten. Da Grundschulkinder gewohnt sind zu malen und zu basteln, ist es wahrscheinlich, dass die Kinder diese Aufgabe gerne erfüllen. Dabei ist es wichtig, dass sie selbst entscheiden, wie sie den Koffer gestalten und füllen. Das Trainerteam und Piet motivieren die Kinder, auch bisher nicht angewandte Strategien auszuwählen und achten darauf, dass die Kinder genügend Luftballons für ihren Koffer auswählen.

Je nach Zeit und Setting können die Kinder ihren Koffer im Anschluss den anderen Kindern vorstellen. Das Trainerteam und Delfin Piet loben jedes Kind für die tolle Gestaltung ihres Koffers.

Optional kann anstatt eines Koffers auch ein Bild gemalt werden. Die Kinder gestalten ihre Insel, die sie dann zuhause an die Wand hängen oder in die *Stark-und Fit Mappe* legen können. Das Schulungsteam kann im Vorfeld entscheiden, welche Methode möglich ist.

Es können auch Lösungsmöglichkeiten im Rahmen eines Rollenspiels ausprobiert und geübt werden. Durch Rollenspiele werden positive Handlungsroutinen eingeübt, wodurch die Umsetzung in den Alltag gefördert wird (Hampel, Petermann, 2003, S. 208). Eine Alternative zum Rollenspiel wäre die Nutzung eines Tagebuchs. Es obliegt dem Trainerteam und dem Setting, ob ein Tagebuch sinnvoll wäre und wird ggf. eingeführt. Dadurch würden die Kinder ihre Situation zuhause reflektieren. Eine Überprüfung dessen könnte über die Eltern erfolgen und fördert die Kommunikation und Transparenz innerhalb der Familie. Eine Anleitung dazu sollte in der Elternschulung erfolgen.

Vor Beginn der gemeinsamen Abschlussrunde mit den Eltern werden die Kinder aufgefordert, ihre formulierten Wünsche an die Eltern noch einmal zu überprüfen und ggf. zu ergänzen. „Gleich kommen die Eltern zu uns und du kannst deinen Eltern zeigen, was du Tolles auf den Inseln entdeckt hast. Wenn du magst, kannst du ihnen auch deinen Koffer zeigen. Das entscheidest du. Die Wünsche, die du auf der Regenbogen-Insel formuliert hast, werden wir gemeinsam den Eltern übergeben. Deshalb möchte ich, dass du dir deine Wünsche noch einmal anguckst, ob sie so in Ordnung sind oder ob du sie noch verändern oder ergänzen möchtest. Überlege, was können deine Eltern dazu beitragen, dass es dir besser geht?“ Nachdem die Wünsche überarbeitet wurden, werden sie an die Wunschpalme gehängt, die in Plakatform an der Metaplanwand befestigt ist. Der Reisepass wird nochmals abgestempelt und sollte nun alle erforderlichen Stempel enthalten. Das Trainerteam betont die gute Mitarbeit der Kinder und lobt sie dafür. Es zeigt ihnen den abgestempelten Pass und stellt fest, dass sie nun „Stark und Fit“ sind. Nochmals wird auf den Koffer Bezug genommen, der individuell gestaltet wurde.

Abschlussrunde:

Nach einer kurzen Pause erfolgt die gemeinsame Abschlussrunde mit Eltern und Kindern und dem gesamten Trainerteam. Die Eltern werden dazu von den Kindern und dem Delfin mit dem imaginären Boot abgeholt und gemeinsam fahren Eltern und Kinder mit dem Koffer an Bord zurück zur Sonnen-Insel. Ein Innen- und Außensitzkreis ist vorbereitet. Die Kinder sitzen im Innenkreis, die Eltern im Außenkreis. Delfin Piet und das Trainerteam der Kinder moderieren die Abschlussrunde, die frei gestaltet werden kann. Der Koffer, die Steine und die Luftballons sollten jedoch vorgestellt und die Kinder mit eingebunden werden.

Die Übergabe der Wünsche an die Eltern erfolgt, indem nach einer Einführung durch das Trainerteam die Kinder die Wünsche ihren Eltern übergeben. Auch dieser Ablauf kann je nach Zeit und Setting frei gestaltet werden. Die Eltern nehmen die Wünsche ihrer Kinder mit nach Hause.

Das Trainerteam der Kinder lobt diese für ihre tolle Mitarbeit und stellt fest, dass sie jetzt *Stark und Fit* sind. „Du bist jetzt *Stark und Fit*, die Mappe ist gefüllt und der *Reisepass* ist abgestempelt. Du hast die Bootstour erfolgreich abgeschlossen. Jetzt wäre es schön, wenn du uns erzählst, wie dir der Tag gefallen hat."

Es folgt die anonyme Abschlussevaluation der Kinder und Eltern. Dazu können Fragebögen genutzt werden, z.B. modifiziert nach den Evaluationsbögen des Qualitätshandbuches der AG Asthmaschulung im Kindes- und Jugendalter AGAS (AGAS, 2013, S. 50-51). Für die Kinder eignet sich dafür auch eine visualisierte Form der Evaluation. Dazu wird eine Zielscheibe mit 5 Kreisen auf ein Flipchartblatt gemalt, die in unterschiedlich viele Segmente eingeteilt ist. Jedes Segment wird beschriftet und soll bewertet werden. Folgende Beispiele können genannt werden: Das Trainerteam, die Dauer der

Schulung, die Inselwelt, die Bootstour, Spiele, die Gruppe etc. Die Kinder kreuzen jeweils an, wie zufrieden sie waren. Dabei hat der innerste Kreis die Bedeutung „sehr zufrieden“ und der äußerste Kreis „gar nicht zufrieden“ (Gerds, Kohrs, 2014, S. 61).

Zum Abschluss erhalten die Kinder eine Urkunde und ggf. ein kleines Geschenk dazu. Das Geschenk kann vom Trainer-team ausgewählt werden und sollte einen Bezug zur Geschwisterschulung haben. Beispielsweise ein Delfin-Stempel oder -Schlüsselanhänger, ein Delfin-Mandalabild zum Ausmalen, eine Muschel, ein Delfin-Aufkleber oder ein Glitzerstein.

Alle Teilnehmenden und das Trainerteam mit Delfin Piet verabschieden sich.

Anhang 2 – Stundenverlaufsplan

Zeit In Min.	Phase	Inhalt Geplante Trainerteamaktivität TA	Erwartete Kinder-aktivität	Sozialform/ Methoden M	Medien Material	Ziel
15	Begrü-ßung	Sonnen-Insel **Begrüßung und gegenseitiges Kennen-lernen** mit Eltern und Kindern gemeinsam, Trainer-team und Delfin-Handpuppe Namensspiel – Stärken der Kinder benen-nen TA: erfragen, vorstellen, informieren	zuhören, spielen, bewegen basteln, malen	Kreisgespräch Eltern/Kind (Stuhlkreis) Einzelarbeit M: Namensspiel Namensschild anfertigen	Inselplakat Handpuppe Material für Namens-Schilder Metaplan-wand/ Moderations-karten	Die Teil-nehmen-den und das Trai-nerteam kennen sich mit Namen und Funk-tion
10	Einstieg Ist-Zu-stand	**Einführung in die Rahmengeschichte** durch das Trainerteam und Delfin Piet Reiseutensilien entdecken. Aushändigen des *Reisepasses* und der *Stark-und Fit Mappe* Organisatorische Informationen über Dauer und Pausenregelung Eltern gehen mit ihrer Trainerin/ihrem Trai-ner in einen anderen Raum TA: vorstellen, informieren, unterstützen, be-gleiten	zuhören, überlegen bewegen, beschrif-ten der Utensilien	Kreisgespräch Eltern/Kind (Stuhlkreis) Gruppe (Kinder) M: Reiseutensi-lien gemeinsam auspacken. Ko-operatives Ler-nen. Einzelarbeit Beschriften des Reisepasses, der Mappe	Handpuppe Kiste mit Uten-silien: Leibchen als Schwimm-weste Reisepass Stark-und Fit Mappe Delfin-Stempel Seekarte	Eltern und Kinder kennen die Rah-menge-schichte und den Ablauf der Schulung

<table>
<tr>
<td>5

5

5</td>
<td>Einstieg

Ist-Zustand</td>
<td>Regeln für die Schulung erarbeiten

Optional: Weitere Kennenlernspiele durchführen

Erwartungsabfrage und Einstimmen auf das Thema:
„Warum seid ihr heute hier hierhergekommen? Was habt ihr alle gemeinsam? Genau, ihr habt alle eine kranke Schwester oder einen kranken Bruder zuhause. Deshalb machen wir heute eine spannende Bootstour um Spannendes zu entdecken und viel Spaß zu haben. „Was muss denn heute passieren, damit du am Ende der Schulung sagen kannst, dass es ein toller Tag war?“

Asthma-Koffer vorstellen.

Reisepass abstempeln

TA: erfragen, unterstützen, aktiv zuhören</td>
<td>Zuhören, denken, bewegen, Fingerabdruck tätigen

Spielen, bewegen

Zuhören, denken, überlegen

Zuhören, denken

stempeln</td>
<td>Kreisgespräch (Stuhlkreis)

M: Diskussion

Event. Raumwechsel

Kreisgespräch (Sitzkreis)

M:
Gelenktes Gespräch

M: Reflektion</td>
<td>Flipchart
Stempelkissen
Metaplanwand

Flipchart
Metaplanwand

Koffer

Reisepass</td>
<td>Eine vertrauensvolle Atmosphäre ist hergestellt

Aufmerksamkeit, Motivation erzeugen</td>
</tr>
<tr>
<td>5
Ges
45</td>
<td></td>
<td>Fahrt zur nächsten Insel
Vorbereitung der Bootstour
TA: anleiten, unterstützen</td>
<td>Bewegen, Kooperieren</td>
<td>Kooperationsspiel</td>
<td>Schwimmwesten
Koffer
Inselplan, Delfin</td>
<td>Zusammengehörigkeit fördern</td>
</tr>
</table>

Zeit In Min.	Phase	Inhalt Geplante Trainerteamaktivität	Erwartete Kinder-aktivität	Sozialform, Methoden,	Medien	Ziele
5	Erarbei-tung Ist-Zu-stand	Wolken-Insel **Gefühle kennenlernen** Wut, Trauer, Angst, Freude etc. Weitere Gefühle erfragen	Denken, bewegen, Panto-mime	Kreisgespräch M: pantomimi-sches Spiel mit Handpuppe.	Inselplakat Delfin Piet	Kennen verschie-dene Ge-fühle
5		Wozu sind Gefühle da? Optional: Angelspiel zur Vertiefung TA: fragen, Handpuppe spielen, unterstüt-zen, informieren, aktiv zuhören	Denken Spielen, denken	Kreisgespräch Sitzkreis M: gelenktes Gespräch Kreisgespräch Sitzkreis M: gelenktes Gespräch	Sitzkissen, Angelspiel mit Angeln	Können Gefühle von-einander unter-scheiden
5 10	Erarbei-tung Ist-Zu-stand	**Gefühle und dazugehörige neutrale Situ-ationen finden.** *„Wann bist du glücklich, traurig, wütend etc..* Familiäre Situationen mit dem kranken Ge-schwisterkind entdecken. *„Kennst du Situationen mit deiner kranken Schwester/ deinem kranken Bruder, in de-nen du fröhlich, traurig, wütend bist? Wann ist das der Fall?“* TA: Offene Fragen stellen, alle Kinder betei-ligen, aktiv zuhören. Delfin mit einbeziehen. Delfin erzählt aus seiner Lebenswelt **Koffer mit „Steinen“ füllen.**	Überle-gen, den-ken Denken, malen o-der schrei-ben reflektie-ren Zuhören, denken	Kreisgespräch Sitzkreis M: gelenktes Gespräch Kreisgespräch Tisch M: Wolken-Kar-ten gestalten und anhängen Kreisgespräch Sitzkreis	Inselplakat Delfin Piet Metaplanwand Delfin Piet Koffer Steine	Wahr nehmen und re-flektieren der indivi-duellen Situation.

5 5 5		Der Koffer wird mit „Steinen“ gefüllt, die Situationen wiedergeben, in denen sich die Kinder belastet fühlen. Der Koffer wird schwerer. Spiel: Gefühle-Chaos Optionale Methoden nutzen TA: anleiten, erklären, unterstützen, Handpuppe spielen. Reisepass abstempeln	Zuhören, denken, absprechen Steine aktiv in den Koffer legen. Spielen Stempeln aktiv	M: Diskussion Stuhlkreis	Gefühle-Karten Stempel, Reisepass	Spaß haben, Zusammengehörigkeit fördern Motivation fördern
5 **ges. 45**		**Fahrt zur nächsten Insel**				

Zeit In Min.	Phase	Inhalt Geplante Trainerteamaktivität	Erwartete Kinderaktivität	Sozialform, Methoden,	Medien	Ziele
5	Erarbeitung Ist-Zustand	Asthma-Insel **Was ist Asthma?** *„Was siehst du auf dem Plakat? Was hat das denn mit Asthma zu tun?“* Antworten sammeln	Zuhören, erzählen, reflektieren.	Kreisgespräch Steh- und Sitzkreis	Inselplakat Delfin Piet Moderationskarten Metaplanwand	Die Kinder kennen die Erkrankung ihrer kranken Geschwister und deren Bedeutung für sie
5		Koffer öffnen und Gegenstände besprechen. *„Wer kennt denn diese Sachen von euch? Wozu werden sie benutzt?“*		M: gelenktes Gespräch, Diskussion		
10		Sortieren nach Anatomie, Physiologie, Pathophysiologie, Auslöser und therapeutischen Maßnahmen. Wer sind die „3 Dicken“? Ursachen klären. Exemplarisch ein paar Auslöser kennenlernen.	Arbeitsblatt ausfüllen, malen	Kurzvortrag Einzelarbeit Partnerarbeit	Arbeitsblätter: Die drei Dicken. Auslöser meines Geschwisters.	
10		Maßnahmen besprechen: Inhalation, Auslöservermeidung. Selbstmanagement. Peak-Flow kennenlernen. Optional: Kranke Geschwister kennenlernen. Wer ist meine Schwester/mein Bruder. Name, Alter, besondere Eigenschaften.	Inhalation ausprobieren Peak Flow Messung testen Aktives Gestalten des Steckbriefs. Erzählen, zuhören	Experiment Einzelarbeit Austausch in der Gruppe	Inhalationsgerät Placebospray Peak-Flow Meter Mundstücke Arbeitsblatt	Sie kennen Situationen, die unangenehm sind.
5		*„Welche Situationen in Bezug auf die Erkrankung findest du blöd? Was stört dich?“* Der Koffer wird mit „Steinen“ gefüllt		M: Koffer füllen	Steckbrief Koffer Steine	

5		TA: Fragen, informieren, anleiten, aktiv zuhören, Handpuppe spielen. Reisepass abstempeln und Weiterfahrt zur nächsten Insel	Reflektieren Kinder füllen den Koffer aktiv. Stempeln aktiv		Reisepass Stempel	
5 **Ges. 45**		**Fahrt zur nächsten Insel**				

Zeit In Min.	Phase	Inhalt Geplante Trainerteamaktivität	Erwartete Kinder-aktiviät	Sozialform Methoden	Medien	Ziele
15 10 5	Erarbeitung Zielformulierung Mögliche Maßnahmen	Regenbogen-Insel **Individuelle Wünsche formulieren** *„Ich wünsche mir…“* *„In dieser Situation würde es mir besser gehen, wenn..* TA: fragen, unterstützen, aktiv zuhören **Lösungsmöglichkeiten für die Wünsche finden.** *„Was könnte dir in der Situation helfen, damit es dir besser geht? Was machst du, wenn du traurig bist.“* Hinweis auf die „Heiter bis wolkig-Karten“. Dahinter stecken Ressourcen. Nach sozialer Unterstützung fragen. TA: fragen, unterstützen, aktiv zuhören, Handpuppe spielen.	Überlegen, schreiben, anpinnen der Sternen-karten Überlegen, erzählen Karten beschriften, bemalen, anpinnen.	Kreisgespräch Tisch M: gelenktes Gespräch Einzelarbeit Sternen-Karten gestalten und anhängen Kreisgespräch Sitzkreis M: Brainstorming Reflektion, Karten gestalten und anhängen	Sternen-Karten Metaplanwand Delfin Piet Moderations-karten Metaplanwand Sortieren nach günstig/ ungünstig Delfin Piet	Die Kinder kennen eigene Wünsche im Kontext krankes Geschwister Die Kinder entwickeln Lösungs-Möglichkeiten .
15	Erarbeitung Mögliche Maßnahmen	**Stärken der Kinder** Hobbys, sportliche Aktivitäten und Hobbys erfragen. *„Was kannst du besonders gut? Was magst du besonders gerne? Was magst du gerne an dir leiden? Was gefällt anderen Personen an dir?“*	Überlegen, erzählen	Kreisgespräch Tisch M: gelenktes Gespräch. Reflektion, Karten gestalten und anhängen	Moderations-karten Metaplanwand Stärken individuell zuordnen. Metaplanwand ist mit den Namen	Die Kinder kennen ihre Stärken.

		Eingangs von den Eltern erwähnte Stärken der Kinder einbeziehen. Delfin Piet erzählt von seinen Stärken. TA: fragen, aktiv zuhören, Handpuppe spielen, unterstützen, hervorheben der Stärken.	Beschriften, bemalen der Karten		der Kinder gekennzeichnet. Stärken zuordnen.	
15 10 10	Erarbeitung Mögliche Maßnahmen Mögliche Maßnahmen	**Entspannungsverfahren und Erholungsaktivitäten** Einführung in ein Entspannungsverfahren. *„Gucke dir bitte das Inselplakat mal genauer an. Was macht Piet da eigentlich?“* Piet erklärt den Kindern was Entspannung ist und welche Auswirkung es auf den Körper haben kann. Piet-Atmung einführen Alternativ oder ergänzend mit Phantasiegeschichte. Wirkung der Entspannung erfragen Erholungsaktivitäten der Kinder als Entspannung erfragen *„Wie ruhst du dich immer aus und entspannst dich?* Weitere Erholungsmöglichkeit ggf. kennenlernen: Mandalas ausmalen	Überlegen, nachdenken zuhören Testen, entspannen ausruhen, erzählen, reflektieren Erzählen oder auf Flipchartblatt malen und erraten	Kreisgespräch Sitzkreis M: gelenktes Gespräch. Kurzvortrag Kinder liegen auf den Matten M: Experiment Kreisgespräch Sitzkreis auf den Matten Kreisgespräch Tisch M: gelenktes Gespräch, Diskussion Kreisgespräch Tisch	Inselplakat Yoga-Matten Moderationskarten Metaplanwand Ggf. Flipchartblock Mandalas Entspannungs-musik	Die Kinder lernen eine Entspannungstechnik kennen. Den Kindern sind alternative Erholungsmöglichkeiten bewusst.

5		Ausgewählte Lösungsmöglichkeiten auf Luftballonkarten schreiben und auf dem Koffer festkleben. TA: fragen, aktiv zuhören, unterstützen, Handpuppe spielen. Reisepass abstempeln und Weiterfahrt zur nächsten Insel	Malen, entspannen Überlegen, Karten aktiv gestalten, anbringen stempeln aktiv	M: Diskussion Gestalten, anbringen der Karten	Luftballon-Karten, Kreppband, Tesafilm Reisepass, Stempel	Kinder erkennen, dass durch den Einsatz von Ressourcen die Belastungen zu bewältigen sind.
5	Ges. 2x45	**Fahrt zur nächsten Insel mit Koffer**				

Zeit In Min.	Phase	Inhalt Geplante Trainerteamaktivität	Erwartete Kinder-aktiviät	Sozialform Methoden	Medien	Ziele
20	Ergebnissicherung Entscheidung Durchführung Durchführung Überprüfung	Sonnen-Insel **Gestalten „Meines Koffers“** *„Was gehört für dich in deinen Koffer? Wie soll dein Koffer von außen aussehen? Welche Elemente von den anderen Inseln finden auf oder in deinem Koffer Platz? Was nimmst du davon mit, damit du dich wohlfühlst?“* TA: fragen, anleiten, unterstützen, Handpuppe spielen. Optional: Vorstellung der Koffer an die anderen Kinder Optional: Rollenspiel Lösungsmöglichkeit im Rollenspiel üben und ausprobieren. TA: anleiten, unterstützen, auswerten. Optional: Tagebuch einführen. Lösungsmöglichkeiten ausprobieren und aufschreiben wie es funktioniert hat und welche Wirkung erzielt wurde. Die Kinder können das Tagebuch zuhause führen. Eltern überprüfen. Fördert die Kommunikation innerhalb der Familie und die Transparenz.	Zuhören reflektieren gestalten des eigenen Koffers Präsentieren Zuhören Erfahren, zuschauen Schreiben, malen, reflektieren	Kreisgespräch Tisch M: gelenktes Gespräch Gestaltung des eigenen Koffers. M: Präsentation Kreisgespräch Sitzkreis Kreisgespräch Sitzkreis M: Rollenspiel Kreisgespräch Tisch M: gelenktes Gespräch	Kleiner Koffer Stifte, Zeitschriften, Kleber, Schere Delfin Piet „Mein Koffer“ Requisiten je nach Rollenspiel Tagebuch	Kinder wählen Lösungsmöglichkeiten für ihre individuellen Situationen aus. Die Kinder können vor einer Gruppe vortragen. Die Kinder wenden einige Strategien an.

5	Ergebnissicherung Entscheidung	Wünsche an die Eltern überprüfen und ergänzen. *„Was können deine Eltern dazu beitragen, dass es dir besser geht?“*	Reflektieren Ergänzen schreiben	Kreisgespräch Tisch M: gestalten, anbringen der Sternen-Karten	Sternen-Karten Wunschpalme Plakat	Kommunikation und Transparenz zwischen Eltern und Kindern fördern
5 10 10 5 10	Ergebnissicherung	Kurze Pause **Abschlussrunde** Bootstour – Eltern abholen und gemeinsam zur Sonnen-Insel fahren. TA: moderieren mit Handpuppe, anleiten, informieren. Der Koffer mit den Steinen und Luftballons wird vorgestellt. Die Kinder und Delfin Piet helfen Optional: Meinen Koffer vorstellen **Wünsche an die Eltern übergeben** Trainerteam lobt die Kinder für die rege Teilnahme. *„Ihr seid jetzt Stark und Fit. Die Mappe ist gefüllt und der Reisepass ist abgestempelt. Du hast die Bootstour erfolgreich abgeschlossen. Jetzt wäre es schön, wenn du uns erzählst wie dir der Tag gefallen hat“.*	Bewegen Erzählen berichten Präsentieren Überreichen der Sternen-Karten	Kreisgespräch Stuhlkreis Innenkreis Kinder Außenkreis Eltern M: Bewegungspause Kooperationsspiel M: Vorstellung des Koffers Präsentation M: aktives Übergeben der Wünsche	Wunschpalme Meine Inseln Delfin Piet Koffer Schwimmwesten Mein Koffer Wünsche Wunschpalme	Zusammengehörigkeit Eltern-Kinder fördern. Spaß haben Die Kinder können vor einer Gruppe vortragen

10 5 5 Ges. 2x45	Evaluation	**Abschlussevaluation Eltern und Kinder** Übergabe der Urkunden und eines kleinen Geschenkes. TA: informieren, unterstützen, verabschieden, moderieren. **Verabschiedung insgesamt**	Reflektieren		Evaluationsbögen Zielscheibe Urkunde Geschenk	Zusammenfassung des gesamten Tages. Kinder können den Tag Revue passieren lassen.

Zeitplan:

7 Unterrichtseinheiten à 45min. : 315 Minuten

Sonnen-Insel 45‘

Wolken-Insel 45‘

Asthma-Insel 45‘

Regenbogen-Insel 2x45‘

Sonnen-Insel 2x45‘

Zeit zur individuellen Verfügung: 45 Minuten

Mittagspause: 60 Minuten

Weitere Pausen: 60 Minuten

Insgesamt: 480 Minuten (8 Zeitstunden, z.B. 9.00 - 17.00 Uhr)

Anhang 3 - Inselplakate

Die Inselgestaltung erfolgt durch entsprechende Plakate, die die Inhalte der Inseln widerspiegeln. Sie werden vom Trainerteam entsprechend aufgehängt und methodisch mit eingebunden.

3.1 Sonnen-Insel

Willkommen auf der
Sonnen-Insel
STARK und FIT mit Piet
© silkeseiffert

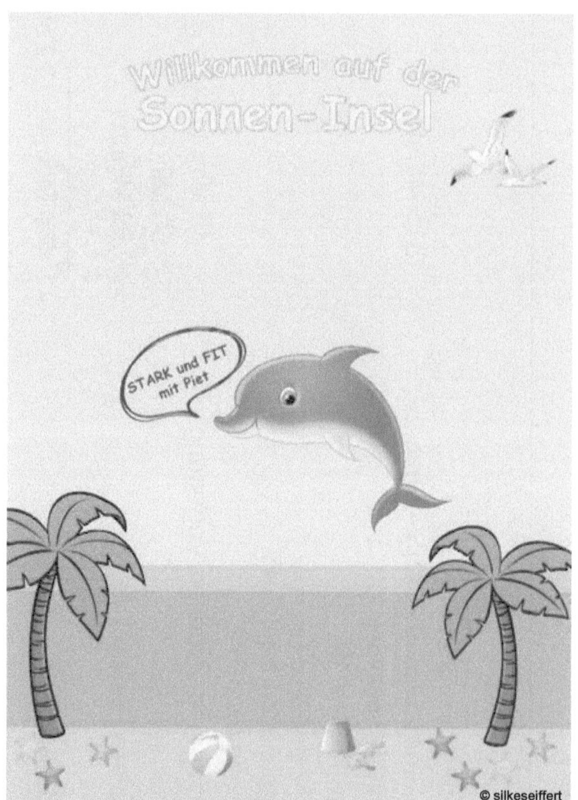

3.2 Wolken-Insel

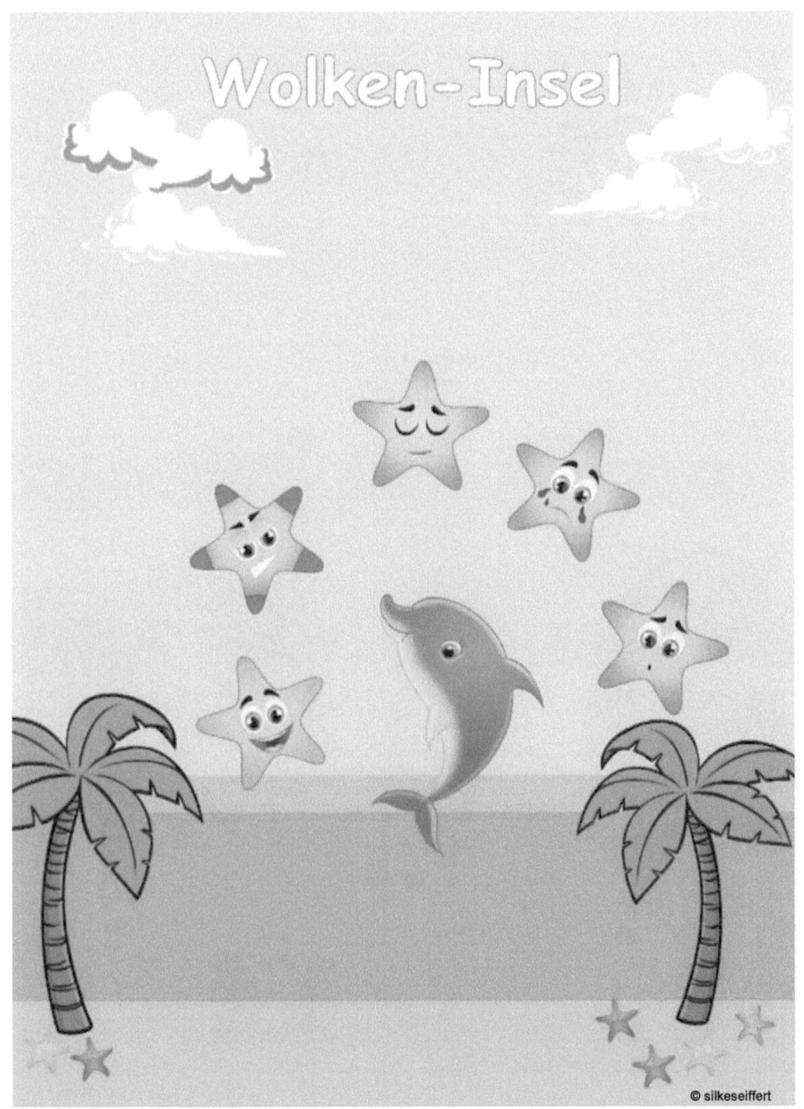

3.3 Asthma-Insel

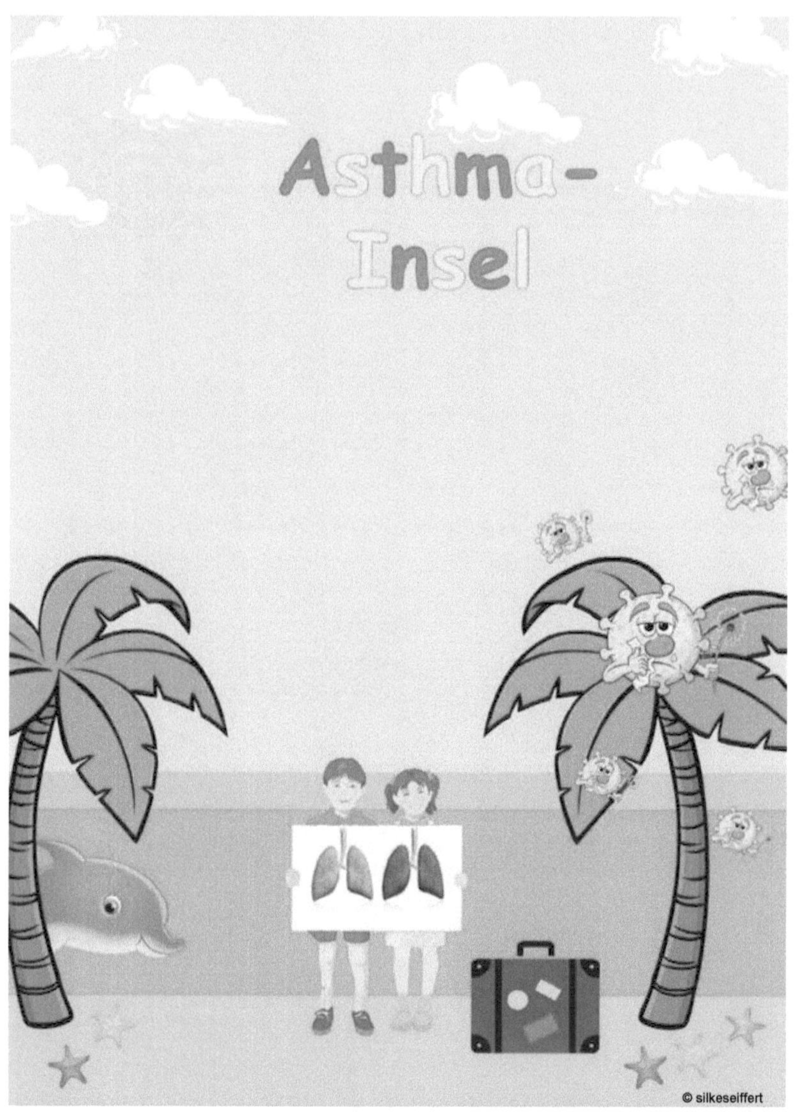

3.4 Regenbogen-Insel

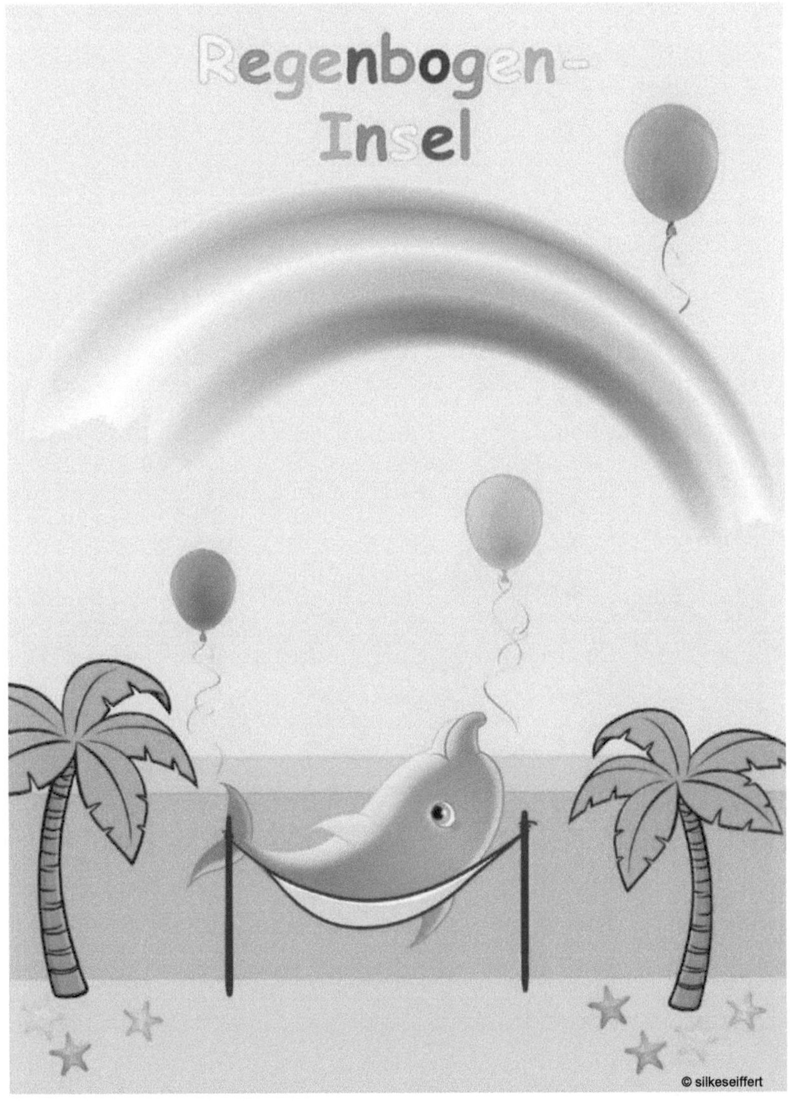

3.5 Sonnen-Insel

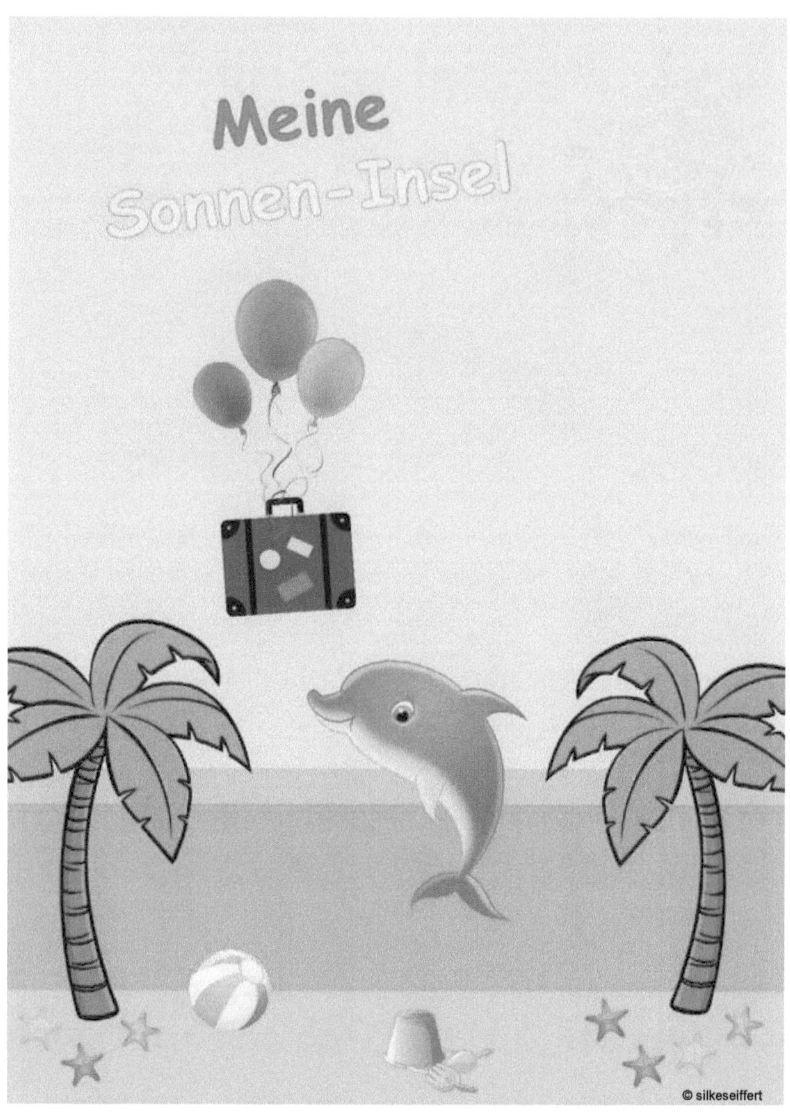

3.6 Seekarte

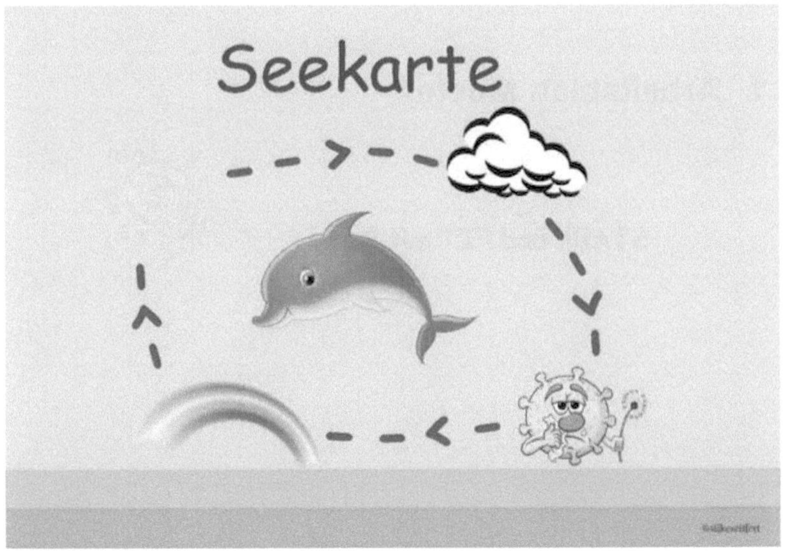

Anhang 4 - Vorlagen für Arbeitsblätter

4.1 Arbeitsblatt Muster

4.2 Gefühle zuordnen

STARK und FIT mit Piet

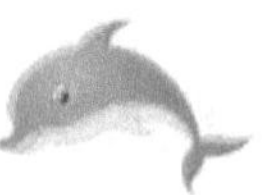

Welche Gefühle sind hier abgebildet? Beschrifte bitte die Seesterne mit dem passenden Gefühl.

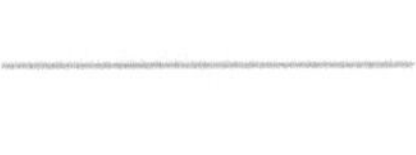

4.3 Gefühle Situationen zuordnen

STARK und FIT mit Piet

Wann bist du glücklich, traurig, sauer oder wütend? Schreibe oder male die Situationen in die Felder hinein.

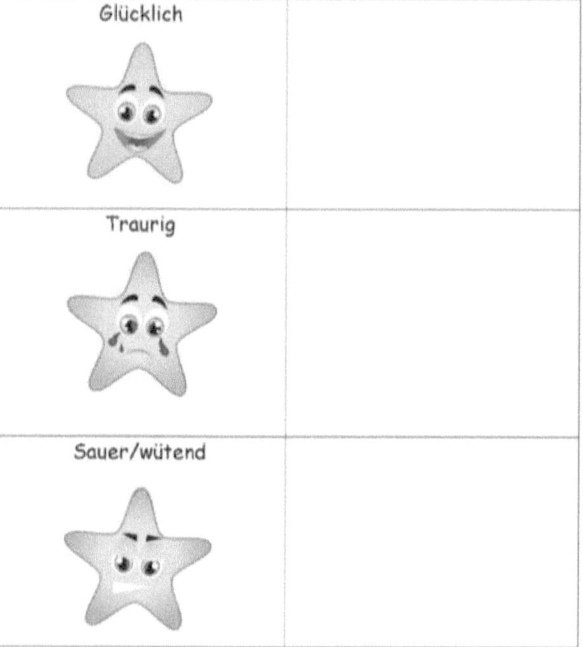

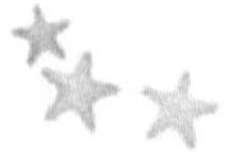

Anhang 5 - Vorlagen Dokumente

5.1 Reisepass

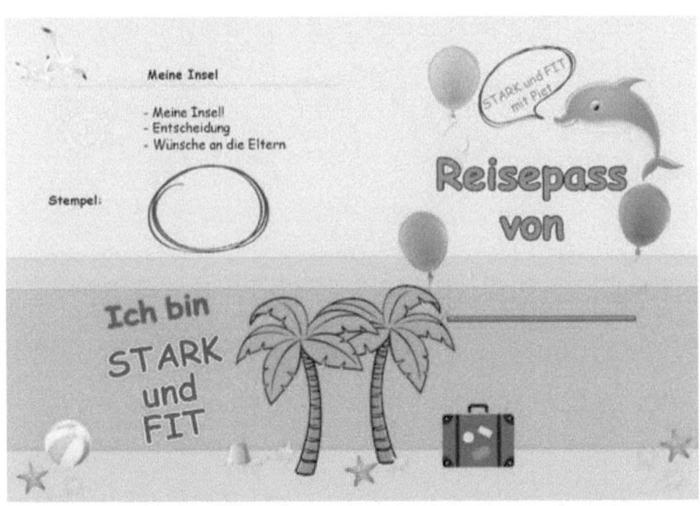

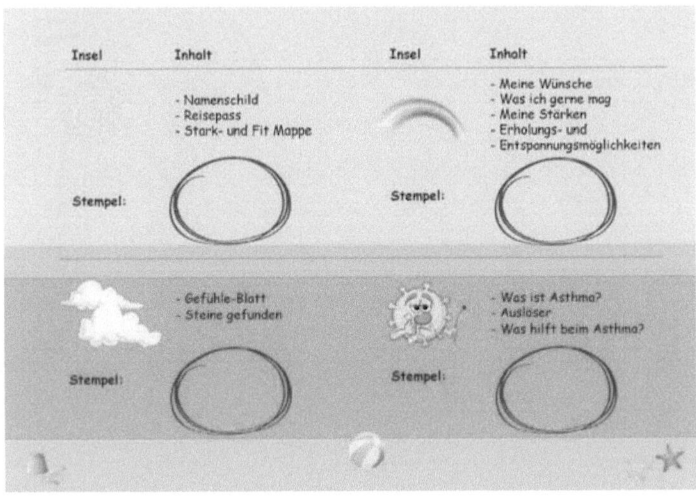

5.2 Deckblatt

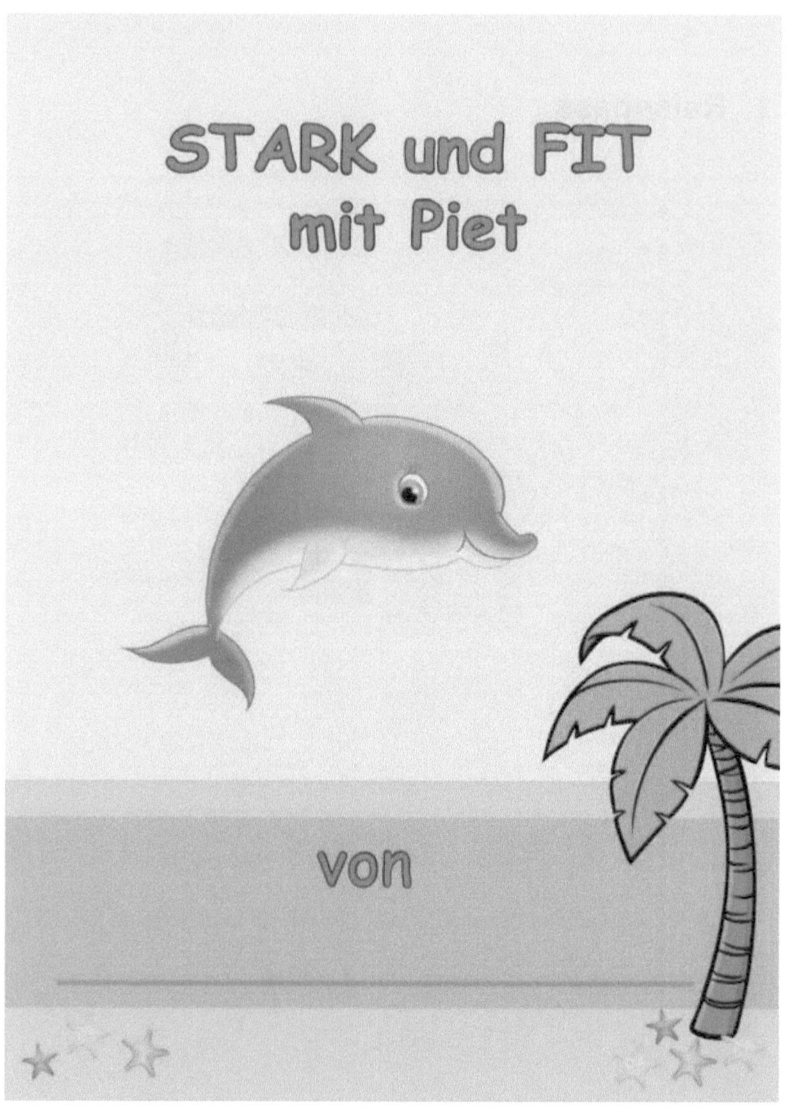

5.3 Urkunde

Teilnahmeurkunde

für

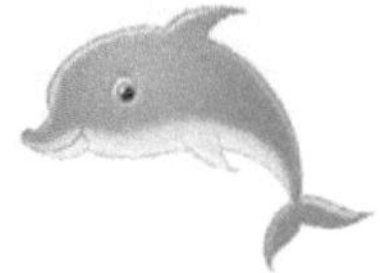

Herzlichen Glückwunsch,
du hast erfolgreich und
mit viel Begeisterung
an der Schulung

Stark und Fit

teilgenommen!

Ort, Datum

Dein Schulungsteam

www.ingramcontent.com/pod-product-compliance
Ingram Content Group UK Ltd.
Pitfield, Milton Keynes, MK11 3LW, UK
UKHW040026200726
13854UKWH00001B/378

9 783838 210582